専門医が教える
鼻と睡眠の深い関係

鼻スッキリで夜ぐっすり

たかしま耳鼻咽喉科　院長
高島雅之
MASAYUKI TAKASHIMA

CROSSMEDIA PUBLISHING

自分の睡眠を知るチェックリスト

あなたはいま、眠りについて、気になっていることがありますか？

下記の各項目で自分が当てはまると思うことにチェックを入れてみてください。以下に心当たりがある人は、睡眠の問題を抱えて可能性が高いと考えられます。

なお、症状は人それぞれ複合的に発生するものですから、気になった場合は、医療機関で相談されることをおすすめします。

- □ 朝の寝起きが悪い
- □ 目覚まし時計をセットしてもすぐに起きられない
- □ 朝食は食べない
- □ 通勤通学の行き帰りの交通機関でいつも眠ってしまう
- □ 昼間眠くて、頭がボーッとしていることが多い
- □ 気がつくとウトウトとしていることがある
- □ 寝る前に入浴することが多い
- □ コーヒーやお茶が好きだ
- □ 布団の中でスマートフォンをいつも触っている
- □ 眠るときに口を開けて寝ていることが多い
- □ 夜中にトイレで何度も目が覚めてしまう
- □ 寝床に入っても何時間も眠ることができない
- □ 最近太り気味である
- □ 花粉症やアレルギーアレルギー性鼻炎の症状を持っている
- □ いつも鼻詰まり気味である

３つ以上チェックがついた人は、良く眠れていない睡眠負債などになっている可能性があります。５つ以上の人は専門医に相談してみるといいでしょう。

はじめに　鼻と心をスッキリさせて、最高の朝を

最近のあなた自身の目覚めを思い返してみてください。

「もっと寝ていたい」

「だるい、起きづらい」

「なかなか目が覚めない」

「仕事（学校）に行きたくない」

そんな目覚めに慣れきってはいませんか？

そうではなく、誰もが、

「体がすっと起こせる」

「よく寝たなーと思える」

「気分がどんよりした感じがない」

という気持ちで目覚めたいでしょう。もしもそういう朝が迎えられれば、

「食欲が湧いて、朝ごはんが美味しい」

「今日やることの整理や準備が自然とできる」

「そこに向かって『頑張ろう』というマインドが身体中にみなぎる」

こんな気持ちになれるはずです。


子どもの頃、眠りについたと思ったら、あっという間に朝を迎えていた、そんな記憶があるでしょう。「夜はとても短く感じたのに、それでいて頭と体はスッキリしている、朝ごはんを食べて、早く友達に会いたい！」。そんな気持ちです。このような気持ちを取り戻せることこそ、「睡眠を改善」する一番のメリットではないかと思います。

前掲のような目覚めが悪い状態だと、それだけで一日がうまくいかない気持ちになります。そんな睡眠になってしまう原因は、睡眠の質や睡眠時間にある可能性が高いと考えられます。

睡眠の質が悪くなってしまうのには、実は鼻が原因になっていることが多い、と言ったら驚かれるでしょうか。「眠れない」というと、心療内科や神経科がすぐに浮かぶかもしれませんが、鼻の状態がよくなるだけで、よく眠れるようになることが多いのです。なぜなら、人間の呼吸は鼻呼吸が基本で、呼吸がスムーズでないと、眠れないばかりか、生活にも支障をきたしてしまうからです。いびきや鼻づまりを放っておいて、深刻な病気を引き起こしてしまうこともあります。

これは私自身の実体験です。患者さんに治療のメリットだけでなくデメリットも説明ができるよう、体験できる治療はできるだけ患者体験をするようにしているのですが、ある晩、最近のＣＰＡＰ（無呼吸に対する鼻マスク治療）の性能・使用感はどうなのだろうかと、試しにＣＰＡＰを装着して寝てみたことがありました。

私自身はＣＰＡＰの保険診療適用（健康保険適用には基準があります）になるほどの数値ではありませんが、いびきをかきます。そして、顎が小さいため仰向けで寝るのが苦手で、寝るポジションが定まらず夜中に何度も寝返りをして目を覚ますような睡眠を長年続けていました。

驚きました。その日は、眠りについた瞬間、途中で一度も目覚めることもなく、気がつくともう朝だったのです！　「子どものころの眠りはこうだった、夜はこんなに短かった」と、感動したことを覚えています。

鼻呼吸が楽にできることで、睡眠の質が上がる。そのことをぜひ知っていただきたくて、本書を執筆しました。

良質な睡眠のための呼吸の仕組みや鼻の治療の実際をご紹介し、睡眠負債がなぜ怖いのか、素晴らしい目覚めのためにできること、知っておきたい睡眠のメカニズムについてひもといていきます。

また、近年改めて注目され始めた慢性上咽頭炎についても、その治療は睡眠の改善につながる可能性があり、それについても触れてみました。

ぜひ、一人でも多くの方に鼻と心をスッキリさせて、ぐっすりと眠ってさわやかに目覚める、そんな「最高の朝」を取り戻していただきたいと思っています。

自分の睡眠を知るチェックリスト……002
はじめに　鼻と心をスッキリさせて最高の朝を……003

序章　知られざる鼻のすごい役割

鼻のおかげで肺はつぶれない！……014
鼻の呼吸には加温効果と加湿効果がある……016
鼻のおかげ!?　脳の温度調節……019
鼻の穴はどうして2つある？……022
コラム　竹鶴は「ネーザルサイクル」を知っていた？……024

第1章　そのいびき、「警報」かもしれません　さまざま鼻の不調が引き起こす睡眠への悪影響

いびきに悩む人は4千万人！……028
人の呼吸は「鼻呼吸」が本来の姿……032

鼻づまりは学習能力に影響を及ぼす……034
軽視してはいけないアレルギー性鼻炎……037
アレルギー性鼻炎がネーザルサイクルを乱す……040
鼻づまり、アレルギーを引き金にした「薬剤性鼻炎」……042
鼻づまりといびき、無呼吸の関係……044
子どもの鼻づまりは顎の発育にも大きく影響する……046
子どものいびきチェックポイント……050
さまざまな病気を引き起こす慢性上咽頭炎……053
コラム 人生にも影響する睡眠障害……056

第2章 睡眠を劇的に改善する耳鼻科治療の実際

耳鼻科で受けられる睡眠改善のための治療……060
ステロイド点鼻薬はすべての症状に対して最も効果が高いが……062
アレルゲンを取り込むことで症状を緩和する「舌下免疫療法」……065
鼻づまりに効果を発揮するレーザー治療……067
のどをつぶれづらくする咽頭形成術（UPPP）……069
舌を刺激することで無呼吸を解消させる新しい治療法……074

子どもが寝ている時に苦しそうな息をしていたら気をつけて……075
子どもの手術は術後経過が大切……079
睡眠時無呼吸症候群の治療法の一つ、CPAP（鼻マスク）治療……082
日本でのCPAPの使用状況は6〜7割……085
CPAPで眠りの質は明らかに良くなる……087
無呼吸の治療に歯科で作ってもらう「口腔内装具」（OA）……089
ややつらいけれど、期待できる上咽頭擦過療法（EAT）……091
近年見直されてきたEAT……095
EATが眠りに大きな効果を上げるメカニズム……098
プロ棋士の戦績にもいい効果が？……101
コラム 家庭でできる鼻治療あれこれ
鼻洗浄／鼻スプレー／いびきテープ／ナステント……104

第3章 〝快眠体質〟の作りかた

眠りを誘う上手な入浴……110
「寝床スマホ」は快眠の大敵……113
夜の光は大切なメラトニンを消してしまう……115

コーヒーを飲むなら、夜7時までに……117
快眠をサポートする寝具の選びかた……120
アロマの香りで脳波が変わる……124
快適に感じる音楽も眠りにつながる……126
快眠を整える食事方法……129
快眠を助けてくれる栄養素、気をつけたい栄養素……131
寝る3時間前の運動で熟睡へ……136
30分以内の「昼寝」で、疲れがスッキリ取れる……138
「睡眠日誌」をつけよう……141
コラム 「眠らない東京」計画がもし実現していたら……145

第4章 人はなぜ人生の3分の1も眠るのか

なぜ人は日が昇ると起きて、暗くなると眠るのか……148
メラトニンはどうやって増やす……152
レム睡眠とノンレム睡眠、2つの睡眠の違いとは……153
深いノンレム睡眠は、寝入りばながカギ……156
レム睡眠で記憶の整理をする……158

一晩の睡眠をポリグラフで確認してみると…… 160
睡眠不足の原因は年代によって違う 163
借金のように溜まっていく睡眠不足＝〝睡眠負債〟 169
もしも「断眠」を継続したらどうなるのか 171
睡眠負債でどんどんマイナス思考に 173
あらゆる病気の引き金となる睡眠負債 176
睡眠負債によってがんになるリスクが高まる 180
睡眠負債は肥満につながる 182
コラム 職業による睡眠負債の傾向 185

第5章 眠りについてのQ＆A

Q 理想的な睡眠時間は「8時間」なのでしょうか？ 190
Q 寝る前にアルコールを飲んで眠るといいですか？ 192
Q 昼寝をすると夜眠れなくなるというのは本当ですか？ 194
Q 夕食後に眠くなるのはなぜですか？ 197
Q 目覚まし時計の上手な使い方を教えてください 200
Q 眠れないとき、目をつぶっていると疲れは取れますか？ 202

Q 〝お肌のゴールデンタイム〟である22時に寝るとよいのでしょうか？……206
Q 眠れないときに、睡眠導入剤を飲むのはよくないでしょうか？……208
Q 休日に〝寝溜め〟はできますか？……211

症例集……213
症例1 CPAPをしても口呼吸により無呼吸が治まらない！／症例2 生活習慣を改善し、肥満を完全克服／症例3 頭の中がクリアになり副業を始めるまでに回復／症例4 重症無呼吸が改善し、人当たりも穏やかに／症例5 妹の夜ふかしで睡眠相後退／症例6 スマホ依存で眠れない／症例7 「早く目が覚めてしまう……」睡眠相の前進／症例8 CPAPは続けなければ効果は出ない／症例9 朝起きられない！スマホ依存が及ぼす睡眠への影響／症例10 仕事で重度の睡眠負債を抱えてしまった

おわりに……236

序　章

知られざる鼻のすごい役割

鼻のおかげで肺はつぶれない！

瞑想やリラクゼーション、運動などにおいても、呼吸を意識される場面がいろいろあると思います。大きくゆったりとした呼吸をすると、心も次第にゆったりとしてきますよね。

息を吸うと肺は膨らみ、吐くとしぼんで息を外へと排出する。いたって当たり前のことですが、息を吐いても、肺はなぜペチャンコにつぶれないのでしょうか。

実は、その役割に鼻が関係しています。鼻から肺まで、息の通り道には抵抗があり、その抵抗があるおかげで肺はつぶれずにすんでいます。例えば紙風船。小さな穴があいていますが、風船の中の空気は一気にその穴から出入りすることはできません。これが抵抗です。この紙風船が破れてしまうと、一気にしぼんでしまいます。大きな穴が開いてしまうことで、風船の中の空気は何の抵抗もなく外へと抜けてしまうことが想像していただけると思います。

呼吸において鼻から気管支までの通り道の抵抗のうち、全体の6割は鼻による抵抗になっています。

もし人の呼吸が鼻や口からでなく、胸から直接空気を取り込んでいたとしたら、呼吸における抵抗はきわめて少ないため、とても浅くて1回に換気できる量も少ない呼吸だったでしょう。ラジオ体操の深呼吸もできなかったかもしれませんね。

鼻とのど（上気道）の構造

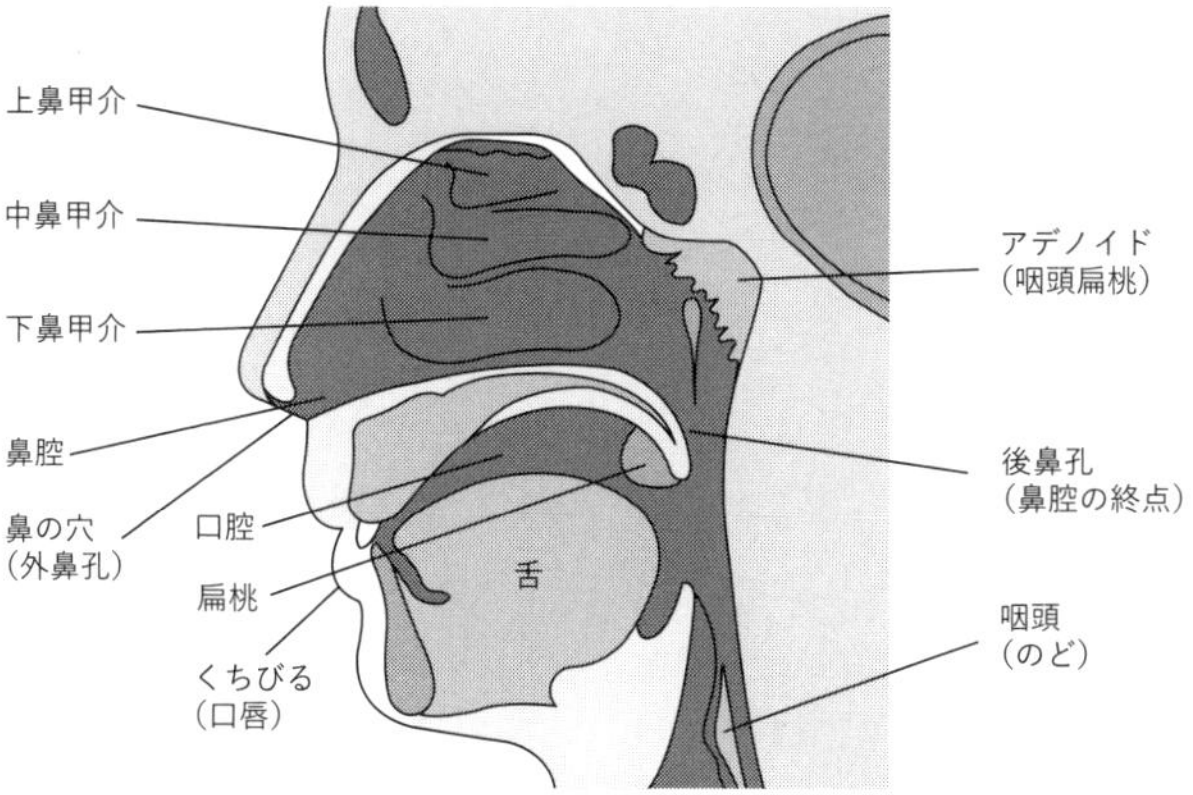

鼻の呼吸には加温効果と加湿効果がある

肺で酸素と二酸化炭素を交換することが呼吸の目的なのであれば、肺からもっと近い距離で呼吸をしたほうがずっと効率的なはずです。しかし、なぜ距離の離れた鼻から呼吸をするような構造になっているのでしょうか。

じつは、肺で効率的な酸素と二酸化炭素の交換を行うためには、適度な温度と湿度が必要になり、その役割も鼻は担っています。

鼻から吸い込んだ空気は、鼻の奥に到達するまでに温められ、温度を上昇させます。例えば、22・5度の空気は、鼻の奥で33・4度にまで温められています。また、極寒の地域ではもっと機能を発揮させ、マイナス24度と非常に冷たい空気も、鼻の奥では24度近くまで上昇させることができるのです。とってもすごい役割を果たしているんですね。

加湿と同時に加湿も必要です。鼻は吸った空気の湿度を、相対的に80パーセント前後にまで上昇させています。

以前、北海道の内陸地に仕事で1年ほど住んでいたことがあります。真冬にマイナス20度を下回る日が何日かありました。濡れタオルを外で振り回すとあっという間にカチカチに凍ってまっすぐに立ってしまうほどです。

もし、鼻がなかったら、息の通り道はすぐに凍ってしまい、人は極寒の地で生存することができなかったでしょう。極寒の環境で、鼻は空気を温めてくれるのです。

鼻のすごさは、空気を吸ったときだけではありません。吐いた息に対しては、3〜4度温度を下げ、湿度も下げる働きを持っています。これにより結露を生じさせ、鼻水をたらします。その3割は鼻の粘膜に再び吸収されて、次の息を吸うとき、乾燥した空気の加湿に再利用されているのです。鼻は、なんてマルチな働きをしてくれているのでしょう。

つまり鼻は、エアコンに高性能な加温と加湿、さらに除湿の機能も兼ね備わっていて、なおかつ自動運転で完全お任せ状態。しかもわざと結露を生じさせて、それを再利用までしてくれる、なんともサステナブルな機能を有しているんですね。

もし、鼻づまりによって口呼吸になってしまうと、この加温と加湿が十分にされないまま空気は気管を通って肺に到達します。鼻呼吸に比べて温度は約2度低く、水蒸気圧も2mmHg（ミリ水銀）ほど低いのだそうです。冷たく乾いた空気が肺に向かって吸い込まれると、肺がカサカサに近づいてしまい、伸縮性が悪くなって、呼吸による換気が不十分になってしまう恐れがあるかもしれない、ともいわれています。

鼻は息の通り道全体のラジエーターのような働きも担っているのです。

鼻のおかげ⁉　脳の温度調節

「デスクトップのパソコンって、大きさのわりに中身はスカスカなんですよ！」と、あるシステムエンジニアの方からお聞きしたことがあります。その理由は、機械からの熱がこもらないよう発散させるためなんだそうです。

脳は、人間の機能をつかさどるとても重要な臓器です。脳の温度は40・5度を超えると機能障害を起こしてしまいます。たとえば、病気などで高熱でうなされているとき、もしも脳まで身体と同じ温度に上がってしまったら大変です。そのため、人だけでなく、哺乳類は体温調節とは別に、脳を保護するための独立した温度を調節するシステムを有しています。

脳は1分間に800㎖近い血液が流れる血流量の多い臓器です。激しい運動をしたり、インフルエンザなどで高熱が出たりすると、脳の温度も当然上昇してしまうはずですよね。

では、どのようにして脳の温度を下げるのでしょうか。

ひとつには血液です。鼻の中や顔面、頭皮を走行する血管は外気に触れて血液の温度を下げ、その血液が脳内を還流することで冷やす仕組みを持っています。

また、鼻の中は、その上方にすぐ脳があります。この距離の近さはダイレクトに脳からの熱を放散させ、直接冷やしているのではないかと考えられています。脳は体温とは別に血液によって脳を冷やす水冷のようなシステムと、鼻の中の空気によって直接冷却する空冷のような2つのシステムで冷やしているのです。

鼻づまりによって口呼吸になってしまうと効率的な脳の冷却が難しくなります。脳の温度を測るときに代用される耳の鼓膜の温度を調べると、鼻づまりがあるとき、鼓膜の温度は高くなるといわれています。

そのため、鼻づまりは、運動や発熱時などでは、脳の温度を下げることのさまたげとなりえます。

東京オリンピックではマラソンや競歩の開催地が北海道へ変更となりましたが、それでも記録的な猛暑からリタイヤする選手が多くみられました。鍛え抜かれたアスリートですら身体が対応しきれないほどの暑さだったのでしょう。

休息や手当てによって回復が可能な身体と異なり、脳はいったん傷むと回復が不可能です。そのため脳を保護するために優れた温度調整のシステムが備わっているのですね。生命の持つ機能のすごさを改めて感じます。

鼻の穴はどうして2つある？

人の鼻って、どうして左右に分かれているのでしょうか。呼吸をするために鼻があるのであれば、なにも2つに分けなくてもいいように思います。その理由を考えるため、鼻の構造をみてみましょう。

鼻の中には鼻甲介と呼ばれる突起状のものが3つあり、それぞれ上鼻甲介、中鼻甲介、下鼻甲介と呼ばれています。このような突起が複数存在する理由として、先に述べた鼻の加温・加湿や、抵抗、冷却のために、空気と触れる表面積を大きくするためと考えられています。

今や日本人の約半分にあるとされる花粉症をはじめとしたアレルギー性鼻炎では、アレルギーの原因となる物質（花粉など）に対し過剰に反応することで、下鼻甲介から水鼻が多量に分泌され、その粘膜が腫れると鼻づまりを起こします。下鼻甲介の粘膜は普段、左右のどちらかが腫れる—しぼむを、交互に繰り返しています。これを「ネーザルサイクル」と呼びます。

ネーザルサイクルを直訳すると「鼻の周期」という意味ですが、左右の鼻が周期を持つ理由として、粘膜が腫れている側の呼吸を休止させることにより、鼻の換気機能を修復しているといわれています。他にも、休止中に免疫物質を運搬し、免疫機能を強化しているのだろうとも考えられています。

ネーザルサイクルの周期は人によって異なりますが、昼間は2〜3時間ごとに左右交代しているものの、夜間寝ているときはもっとゆったりと遅いサイクルになり、寝返りやレム睡眠に移行したときに左右が入れ替わりやすいようです。

昼間は活動しているので、左右の入れ替わるサイクルが短いのかもしれません。夜寝ているときに鼻の機能をじっくり集中的に修復しているのでしょう。まるで高速道路の夜間集中工事みたいですね。

コラム

竹鶴は「ネーザルサイクル」を知っていた？

私は唎酒師《ききさけし》とウイスキーコニサー（ウイスキーに関する資格保持者）という資格を趣味で持っています。日本酒やウイスキー、ワインなど、お酒は香りをたしなむのも楽しみのひとつですよね。

日本のウイスキーの父とも呼ばれているニッカウヰスキー創業者、竹鶴政孝は経営者でありながら元々はウイスキーを造る技術者でした。さまざまな樽で熟成されるウイスキーはすべて味も香りも異なります。これらを混ぜ合わせて均一な味として商品化するのがブレンダーである竹鶴の仕事のひとつでもありました。彼はたくさんのウイスキーの香りを確認する際、左右別々に鼻で香りをかいでいたそうです。

そのことをＮＨＫの朝ドラで主演をされていた役者さんが何かの番組で語っていました。それを聞いて私は「きっと竹鶴は、左右の鼻は利く（通る）方と利き

（通り）づらい方があって、その時々で左右入れ替わることを経験的に知っていたのだろう」と思いました。

と同時に「鼻の通る具合でウイスキーのボディだったり、華やかさだったりと感じとる部分を左右で使い分けていたのではないだろうか!?」とも思いました。

そんなことを思いながら、私もウイスキーをかぐ際は左右それぞれ香りを感じるようにしていますが、なかなか気の利いた表現にはいたりません。

名古屋のあるBARでバーテンダーの方とこの話になったとき、そのマスターは、「私はグラスをもった時、グラスの縁の手前側と奥側で香りの軽い部分と重い部分を分けて意識するようにしている」と言っており、香りのとりかただけで1時間以上、話に鼻が……、いえ、花が咲き、楽しくもマニアックな時間を過ごしました。

いにしえの技術者は、どんなことを想いながら香りをかいでいたのでしょうね。

第 1 章

そのいびき、「警報」かもしれません

さまざま鼻の不調が引き起こす睡眠への悪影響

いびきに悩む人は4千万人！

「高いびき」を辞書でひくと、「大きないびきをかいてよく眠ること」と、良い意味のように書かれています。ですから、いびきというのは安心して寝ている、緊張していない状態ともいえ、日本人にとって概念的にはそんな悪いイメージではないように思えます。

しかし最近は「睡眠時無呼吸症候群」がよく知られるようになったこともあり、いびきは一般的によくない印象になってきました。

そもそも、いびきはどうやって起こるのでしょうか。

人間ののどを、「窓」にたとえてみると、いびきをかかずに寝ているときは、窓を全開に開けて、風通しのよい状態だといえます。空気が十分に取り込まれ、入れ替えがスムーズにできている状態です。

一方、窓がなかば閉められ、空気の入れ替えがされにくくなると、ピューピューと隙間風が吹くような状態になります。その風の影響で、のどちんこなどが振動し音を発生します。これがいびきです。

そして窓を閉めきった状態、これはみなさん想像がつくことでしょう。そうです。これが無呼吸の状態です。

いびきのその先に無呼吸が存在する可能性があります。大きないびきをかいているとき、それは無呼吸かもしれないという、アラーム（警報）のようなものかもしれません。

一般的に、いびきや無呼吸を悪くする要素として、疲労と寝不足、お酒の三つがあげられます。お酒に関しては飲酒量や飲む時間、休肝日をもうけるなど飲酒習慣の見直しによって改善される見込みが十分あります。疲れや寝不足によって生じる場合も、年度末や、明日までに仕上げなければならない仕事があるという場合など、一過性のものであれば、さほど気にする必要はないでしょう。

しかし、日常的にいびきをかいているとしたら要注意です。夜中に無呼吸になっていないか疑ってみてください。いずれにしても、いびきは熟睡、つまり質の良い睡眠を妨げてしまいます。そんなあなたは一度、注意を向けてみませんか。

「無呼吸」の定義は、寝ているときに10秒以上の気流停止（息が止まってしまう状態）があることです。舌やのどちんこには、支えとなる骨や軟骨がありませんから、仰向けに寝ると、のどがベチャッと潰れてしまう。これが無呼吸という状態です。

無呼吸が1時間に5回以上出現すると「睡眠時無呼吸」とされます。この「1時間に何回認めたか」の指標を、「無呼吸低呼吸指数」（Apnea Hypopnea Index：ＡＨＩ）と呼びます。

最近では、睡眠中の呼吸やそれに伴う換気が不十分な状態そのものを全般的に「睡眠呼吸障害」（Sleep Disordered Breathing：ＳＤＢ）と呼ぶようになっています。「睡眠時無呼吸症候群」は、英語表記でＳＡＳ（Sleep Apnea Syndromeの略）と呼ばれます。

現在、日本にはどれくらいの患者さんがいるのでしょうか？
いびき矯正器具ナステントを製作しているセブン・ドリーマーズ社※は、全人口の約4パーセントが無呼吸と予測しています。そこから換算すると、日本の睡眠時無呼吸症候群の有病者は約4百万人、いびきに悩んでいる人はその10倍はいるといわれているので、実に4千万人もいるとみられます。

働き方改革のおかげともいえますが、昼間にたびたび眠りに落ちてしまう社員に対し、病気を疑い、会社の方が気遣って診察を勧めるケースが増えてきました。睡眠時無呼吸症候群に対しての認知が世間的にかなり広がってきたことも影響していると思います。数年前、関越自動車道での運転手の居眠りによるバスの大事故がありましたが、社会問題としてこの病気が取り上げられるようになり、会社としても社員に十分な休息を取らせることが大切であると改めて認識されてきたのは、とても良いことだと思います。

※セブン・ドリーマーズ社は２０１８年11月16日付で株式会社アイ・エス・テイへ事業譲渡

人の呼吸は「鼻呼吸」が本来の姿

のどには、噛んだ食べ物を飲み込んで食道に送り込む機能と、呼吸によって空気を取り込む2つの機能があります。

噛んだ食べ物を飲み込むとき、のどの筋肉がつぶれて、食べ物を食道に引っ張り込むような動きになっています。したがって、この機能において、のどは柔らかい構造であることが必要です。

一方、空気の通り道はトンネルみたいにつぶれない状態が保たれていないといけません。そのためには硬い構造が必要です。のどは咽頭開大筋といういくつかの筋肉のグループによって、普段はしっかりと開いた状態が保たれているのですが、疲れてくると筋肉はゆるんだ状態になります。

夕方になると、会社から帰宅する電車の中で、全身の力が抜けてしまったように顔を上に向けて寝ているような人をよく目にしませんか？　筋肉が弛緩するとああいう寝方になってしまいます（反対に、朝だと下向きに寝ている人が多いように思います）。

こうして筋肉が緩むことによって、のどが潰れた状態になってしまい、先ほど窓を例に述べた、「窓の閉まった」状態になるわけです。もし、のどが息をするためだけの硬い構造だったら無呼吸は起こらないでしょう。しかしこれだと、食べ物を食道へ送り込むことができません。

また、人は構造上、口呼吸になると舌の付け根が狭くなるため、いびきをかきやすくなり、その結果、眠りの質が悪くなってしまいます。口呼吸によりのどが乾燥し、風邪をひきやすくなったり、喘息の人は発作を引き起こしやすくなったりします。呼吸のためにのどが開きやすい状態を保つには、鼻呼吸はとても重要なのです。

鼻づまりは学習能力に影響を及ぼす

かつて大学病院で働いていたころ、「急な鼻づまりは学習能力に影響を及ぼすか？」という実験をしたことがあります。

普段鼻づまりがない人の鼻に綿球をつめて完全に鼻がつまった状態とし、簡単な足し算や数の暗記などをしたときの学習効果をみたものでした。

「日本版WAIS-R成人知能検査法」にある検査法で、「5、8、2……」などと読み上げた数字を復唱してもらう「数唱」というものです。読み上げる数字の数を徐々に増やしていき、どこまで増やした数を覚えていられるかをみます。読んだ順通りに復唱する「順唱」と、逆から答えてもらう「逆唱」を行いました。

もう一つは、「内田クレペリン精神検査」という、たくさん並んだ数字のとなり同士をひたすら足し算していくという検査です。これをある一定時間にどれだけ解答でき、正解率がどれくらいになるかを調べました。内田クレペリン検査は就職試験でも用いられることのあるテストなので、やったことがある方もいるのではないでしょうか。

この検査を3回行って、鼻栓をしたグループとしなかったグループで比較しました。その結果、鼻栓をしないグループでは検査を繰り返すごとに成績が伸びていきましたが、鼻栓をしたグループでは統計学的に有意差をもって成績が伸びなかったのです。

また、この検査を夕方に一回行い、さらに、一晩鼻栓の状態で過ごしてもらい、翌朝に再度検査を行う、ということもやってみました。みな一様に、「寝られなかった！」「ご飯の味がしない」「苦しい」「頭がボーッとする……」など、一晩鼻栓をして、急に鼻がつまったままの状態で過ごすということがいかに困難だったか、ということを訴えていたのが印象的でした。

ある人が、「運転中ボーッとして、赤信号を見落として停止線を大きく越えてしまった」という訴えがあったことから、事故があったら大変だと判断し、この一晩でのテストは中断となってしまいました。

今この実験をやろうと思っても、きっと病院の倫理委員会を通らないことでしょう。この実験をやってみようと思ったいきさつは、春先に、プロ野球選手やプロゴルファーが花粉症のために成績が伸びないという話を雑誌やニュースで見聞きしていたので、当時ゴルフにハマっていた私は「鼻がつまると、パターが入らないのでは」という仮説をたて、その実証のための基礎実験として行ったのでした。

鼻で呼吸ができなくなると、こんな簡単な計算や日常生活でさえ支障をきたすことを垣間見ることができるかと思います。

軽視してはいけない アレルギー性鼻炎

何度もお話ししているように、人の呼吸は、鼻から吸って鼻から吐くという「鼻呼吸」が、本来あるべき姿です。

鼻が持つさまざまな機能により、呼吸は安定しています。特に、鼻づまりによって呼吸が妨げられると、睡眠の質が悪くなってしまいます。みなさんも、風邪などで鼻づまりがひどいときになかなか寝られなかったということを経験されたことがあるのではないでしょうか。さまざまな原因によって鼻づまりを起こすと、鼻で呼吸ができなくなり、口呼吸になってしまいます。

例えば、アレルギー性鼻炎は、繰り返す発作性のくしゃみに水鼻、そして鼻づまりの3つが主な症状です。くしゃみや鼻水が主な症状のタイプと、鼻づまりを中心とした症状のタイプに大きく分けられます。花粉症などではそのピーク時期に全ての症状がひどくなることもあります。

症状の程度により軽症〜重症、最重症まで分類されますが、アレルギー性鼻炎があると、眠りに対しても大きく影響することがわかっています。寝つきが悪かったり、夜中に目が覚めてしまったり（中途覚醒）、早い時間に思わず目覚めてしまう早朝覚醒など、一晩中どのタイミングに対しても、アレ

アレルギー性鼻炎が睡眠に及ぼす影響

症状と疾患	鼻アレルギー群 （591例）（%）	対象群 （502例）（%）
入眠障害	41.6	18.3
中途覚醒	42.8	20.5
早朝覚醒	28.7	12.8
熟眠感の不足	46.8	19.6
睡眠不足感	63.2	25.4
いびき	40.3	27.1
ESS＞10点	23.3	17.2
不眠症	35.8	16.0
睡眠時無呼吸	3.8	0.5
日中の眠気	32.6	24.3

（宮崎総一郎 他：小児の睡眠呼吸障害マニュアル）

ルギー性鼻炎は睡眠に悪影響を及ぼします。そのため、眠った気がしなかったり、寝不足感が残ったりと、眠りの質が落ちてしまいます。これが高じて、不眠症になってしまうこともあります。アレルギー性鼻炎は決してあなどることができません。

風邪をきっかけにお子さんの鼻がつまっていびきをかくようになったり、夜中に何度も目を覚まして泣いたり、機嫌が悪かったりして、子どもがよく寝られないといって、耳鼻科へ連れてくるお母さんお父さんがしばしばいらっしゃいます。

まだ自分で鼻がよくかめない小さな子どもは、飲み薬だけでは鼻の症状がよくならないことがあります。そんなとき、私は鼻の掃除に通院してもらうのですが、耳鼻科で鼻のおそうじをしたあと、たいてい「数時間は楽に寝られた！」とうれしそうにお母さんから伺います。症状が重いときには頑張って毎日通院してもらいますが、そうすると、日に日に鼻は楽になり、子どもが楽に寝られる時間が増えていきます。

アレルギー性鼻炎がネーザルサイクルを乱す

アレルギー性鼻炎になると、序章でお話しした鼻の仕組みである「ネーザルサイクル」に乱れが生じます。下鼻甲介の腫れや収縮（腫れが縮むこと）の変化が大きいことから、どちらかの鼻が常につまっている状態になったり、また、左右ともに腫れが強くなってしまうことから、ネーザルサイクルが不明瞭になり、ついには全く鼻が通らなくなってしまうこともあります。

ステロイド点鼻薬を使用する際、すでに両鼻ともつまってしまっているということはありませんか。この状態で点鼻薬を使用しても、薬は鼻の奥に入っていかず、そのため「効かない」と判断して使用を止めてしまうことがあります。

そんなとき、私がよくおすすめする方法があるのですが、使用するのはペットボトルや化粧品の瓶など筒状のもの。これをわきの下に挟むと数分であら不思議！　反対側の鼻が通ってきます。この通ったときに点鼻薬をシュッとかけ、今度は反対側のわきの下にペットボトルなどを挟み待つこと数分。はさんだ反対側がまた通ってきます。そこへすかさずシュッとスプレーするのです。

この不思議な現象はAxillary Pressureとよばれる神経の反射で起こる現象で、医学者であり生理学の世界的権威だった故高木健太郎氏によって60年以上も前に調べられています。

鼻づまり、アレルギーを引き金にした「薬剤性鼻炎」

耳鼻科には鼻づまりで受診される方がたくさんいます。その中で市販の点鼻薬を長期間使用している方を見受けることがよくあります。鼻アレルギー診療ガイドラインにも鼻づまりに対し点鼻薬を用いるとありますが、この場合、我々はステロイド点鼻薬を処方します。

ステロイド点鼻薬には即効性はないものの、用法通り使用することにより効果が維持されることを期待して使用します。また、用法通りに使用し続けることにより、アレルギー性鼻炎の治療効果が最も高いとされています。一方、市販の点鼻薬は血管収縮薬が含まれているため、即効性があり、楽になることからつい乱用されがちな面があります。この市販の点鼻薬を長期にわたって使用すると、薬が切れたときに鼻づまりが余計にひどくなる、「薬剤性鼻炎」という状態になってしまいます。

薬剤性鼻炎の治療は市販薬の使用を止めることが治療のスタートとなるため、鼻がつまっているのに点鼻薬を使ってはいけない――という苦しい治療でもあり、治療に難渋することもあります。

かつて私が耳鼻科の専門医試験を受けたとき、この薬剤性鼻炎はヤマ中のヤマで、実際出題されたことを覚えています。長期にわたり鼻づまりに困っている場合は、耳鼻科を受診の上、適切な治療を受けてくださいね。

鼻づまりといびき、無呼吸の関係

鼻づまりは、いびきや無呼吸、そしてその治療にどう影響するか、これまで私が経験した症例から振り返ってみたいと思います。

後述しますが、無呼吸の治療である「ＣＰＡＰ」も、鼻づまりがあると、治療が苦しくなり使用できなくなってしまいます。

ある70歳代の男性のことです。毎晩ほぼ１００％ＣＰＡＰを使用し、それにより無呼吸の数も1時間に1回前後と抑えられ、とてもコントロールの良い状態でした。しかしある冬のこと、年末あたりから徐々にＣＰＡＰの使用時間が減ってきてしまいました。無呼吸の残り数も増えることに。使用時間は、７時間前後だったものが３時間ほどに減り、無呼吸の残り数はなんと1時間に30回にまで増えてしまいました。

何があったのか聞いてみると、風邪っぽくなり鼻水と鼻づまりがだんだんひどくなってしまったため、使いづらくなったとのことでした。最初は風邪だったのでしょうが、鼻の調子が悪い期間がやや長く続いたので、アレルギーの要因も途中から加わったのかもしれません。このように、鼻づまりやアレルギーになると、せっかくの治療も無駄になってしまうことがあります。

この方については、最終的に鼻の症状は改善し、元通りＣＰＡＰをしっかり使える状態に戻すことができました。

風邪や一時的なものでしたらよいですが、数カ月も続く花粉症や、ホコリやダニなど一年中症状が続く通年性のアレルギー性鼻炎でしたら大変です。

睡眠への影響が長期化することにより、日中の活動や気分など、さまざまなことに影響を及ぼしてしまいます。アレルギー性鼻炎や鼻風邪など鼻づまりは放っておいてはいけません。

その理由として、この次にお話しする顔の骨格にまで影響を及ぼすからです。

子どもの鼻づまりは顎の発育にも大きく影響する

姉弟の二人ともいびきがひどく、常に口呼吸で、夜は苦しそうな呼吸をしていたため、二人とも扁桃《へんとう》とアデノイドの手術を受けたケースがあります。

姉は就学前に手術をしたそうですが、弟が手術を受けたのは12歳ごろだったそうです。

写真はふたりの手術後のレントゲン写真ですが、いったいどこに違いがあると思いますか？　よく見てみると、歯並びが全く異なっていることに気づいたでしょうか。姉の歯並びは非常に良いですが、弟の歯並びはとても悪いと思いませんか。

主治医が母親に、どうして弟のときはいびきをかいているのに、すぐに受診しなかったの？　と聞いてみたところ、姉のときは症状があまりにもひどく、それに比べると弟のほうが軽かったので、この程度なら大丈夫だろう、と思ってしまったそうです。

口呼吸の期間が長かった結果、上顎《うわあご》の発育が悪くなってしまったのです。

上顎の発育が悪くなると、当然、下顎の発育も悪くなるので、弟さんは歯の矯正が必要となるかもしれません。

鼻づまりによる口呼吸は、小児においては、なんと歯並びにまで大きな影響を与えてしまうことがあるのです。

当院を受診する子どもたちで、歯の矯正をしているのに、鼻づまりが放置されているお子さんにしばしば会うこと

姉弟のレントゲン写真（左が姉、右が弟）

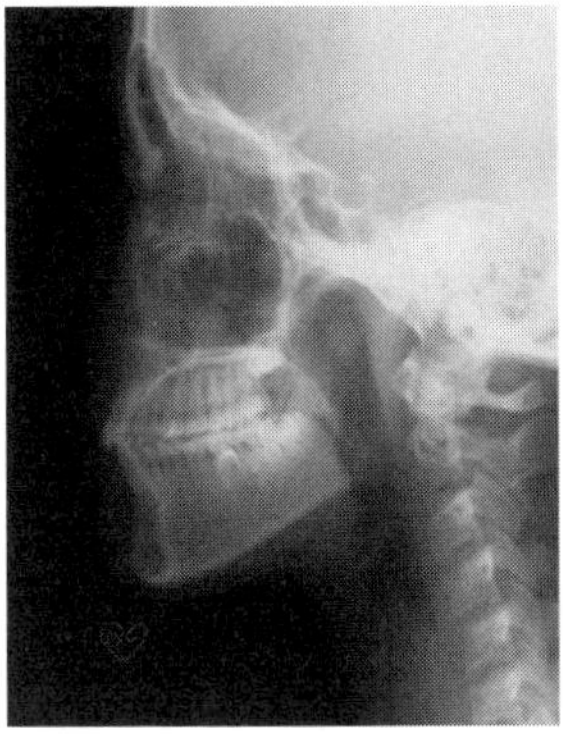

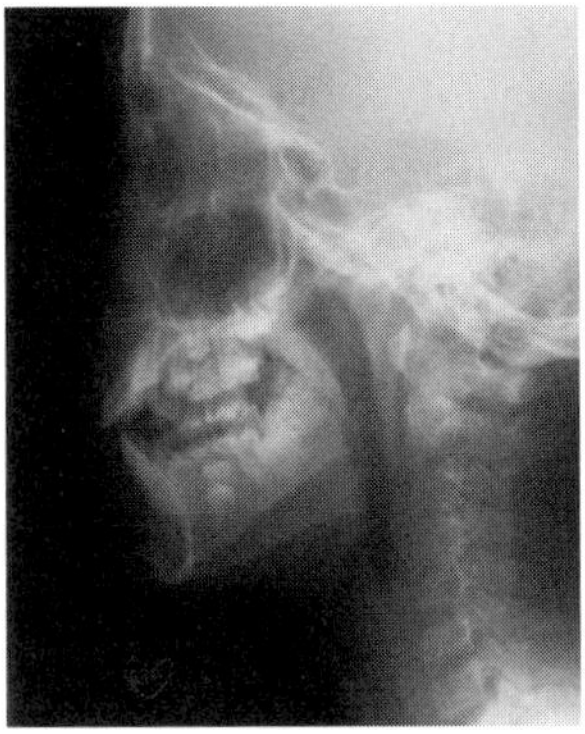

（鳥取県・ひがみ耳鼻いんこう科・いびき睡眠クリニック 樋上茂院長提供）

があります。

ご両親はきれいな歯並びにしてあげたい一心で矯正治療をされていることと思います。歯の矯正と鼻呼吸ができていることはセットです。ぜひ気にかけてあげてください。

さらに、鼻づまりは身体の発達に大きな影響を及ぼす可能性があります。子どもの鼻が悪くて、いつも口をポカーンと開けていている場合、慢性鼻炎や副鼻腔炎、アレルギー性鼻炎など、さまざまな病気が疑われます。子どもでは、アレルギーなど鼻の病気だけではなく、口蓋扁桃肥大（俗にいう扁桃腺が大きい）や、アデノイド肥大（鼻の奥のアデノイドが大きい）といった、物理的に通り道が狭いために口呼吸となることがよくあります。

アデノイド肥大では、ステロイド点鼻薬やロイコトリエン受容体拮抗薬によりアデノイドが縮小して、症状が軽快し、いびきが改善したり、鼻呼吸が可能になったりすることもあるので、まずは少し時間をかけて保存的に治療を行います。こうした治療を行っても、口呼吸や大きないびき、無呼吸が改善しない場合は検査をすすめ、手術について考える必要があります。これについては後述します。

そのほか、鼻づまりや口呼吸は学習に対する障害も引き起こします。鼻で呼吸ができないと、もの覚えも悪くなり、運動や勉強など同じことをやっても学習効果が乏しくなってしまいます。大人の場合は、鼻づまりに慣れてしまっていて本当は苦しいはずであろう症状を感じなくなっていることもあります。

では、子どもがいびきをかいていたら、どんなところをチェックしたらよいのでしょう。次にその点について述べていきます。

子どものいびきチェックポイント

睡眠医療の世界では、小学生くらいまでの子どものいびきや無呼吸を診察する際に、まず「鼻」から疑うのは、今では一般的な診察手順になりました。そのため、耳鼻科を紹介され、お子さんのいびきが心配で来院される方もたくさんいらっしゃいます。

風邪をひいたためにいびきをかいている一時的な場合から、何年間も毎晩いびきをかいているというお子さんまでさまざまです。

まず、風邪をひいていびきをかいた場合はほぼ心配ありません。鼻風邪をひいたのでしょうから、その治療をしっかりと行えば、鼻が治ると同じくいびきも改善するでしょう。

気をつけるべきなのは、毎日いびきをかくということが何年も……というように、いびきが長期にわたって続いている場合です。そんな場合、まず私は鼻で呼吸ができているか？　鼻に問題がないか？　を確認します。お家で見てほしいポイントは、いびきの大きさではなく、「呼吸努力」があるか、ないかです。

本来、息をするとき、胸とお腹は一緒に膨らんで、しぼんで……という動きをします。睡眠時にいびきをかく、時々息が止まってしまう、といった子どもでは、睡眠中に胸とお腹の動きが一緒に動かず逆転し、まるでシーソーのような動きの呼吸をすることがあります。これを「呼吸努力」と言います。よく観察してみてください。

のどの付け根を見てみると、息を吸っているときにのどが深くくぼみ、息をはくとくぼみがもどる、といった動きはないでしょうか。呼吸努力で胸とおなかの動きがシーソーのようになっていると、子どもの肋骨が息を吸ったときに浮かび上がるようにくっきりと見えてきませんか？　もしそうであれば、そのときおなかは深くへこんでいるはずです。いびきの音が小さくてもこういった「呼吸努力」が見られると、子どもは実際にはとても苦しい呼吸をしています。鼻づまりなどでのどの通り道が狭いため、必死に、一生懸命息をしないと空気が入ってこないのです。

本能的に行っている呼吸ですから、本人は息が苦しいとは言わないので、よくわからないかもしれません。しかし、夜中に何度も目をさますようなことはありませんか？　朝なかなか起きられないことはありませんか？　毎朝とても機嫌が悪かったりしませんか？

食事の量はどうでしょう。うちの子はほかの子に比べて食が細いなと思っていませんか？　落ち着きがなく、じっと座っていられないことはありませんか？　そして昼間（夜も）鼻がつまっていたり、いつも口をポカーンと開けて、口呼吸になったりしていませんか？　もしも、そういう呼吸を見たら絶対に放置しないでください。特に就学前の小さい子の呼吸努力は放置されると、胸骨が凹んでしまう「漏斗胸」という胸郭の変形にもつながりかねません。

ほかにも、眠りの質がよくない子どもは、なかなかおねしょが治らないこともあります。小学2、3年生になってもおねしょが治らなかった子が、無呼吸の治療によってちゃんと寝られるようになり、おねしょがピタッと止まった、というケースもありました。ぜひ、いたずらに慌てることなく、子どもの呼吸をよく見てチェックしてみてください。

さまざまな病気を引き起こす慢性上咽頭炎

鼻には問題がないのに、鼻の奥の方がつまっている感じがして、呼吸に対して抵抗感を感じているという人がいます。しかし、いろいろな診療科を受診しても「何ともない」と言われ、処方される薬を試しても全然変わらない。そんな症状が長い間続くとき、それは「慢性上咽頭炎」かもしれません。

最近では新型コロナの後遺症にも慢性上咽頭炎が関係していて、だるさがどうしても取れないといった症状が、慢性上咽頭炎の治療によって改善する可能性が言われるようになりました。

慢性上咽頭炎とは、鼻の一番奥の上咽頭という場所に慢性的な炎症が起こるものです。じつはこの慢性上咽頭炎、鼻の不調やだるさ以外にも、さまざまな身体のトラブルの元になることがあるのです。

まず、上咽頭炎による直接の症状としては、のどの違和感、後鼻漏《こうびろう》（鼻水がのどに落ちる）、咳が止まらない、肩こり、頭痛、耳鳴り、知覚過敏、顎関節痛などがあります。

それによってだるさやめまい、不眠などの睡眠障害、起立性調節障害、集中力の低下、過敏性腸症候群、機能性胃腸症、むずむず脚症候群（睡眠障害の一つで、床について寝ようとすると足がなぜかムズムズして動かさないと落ち着かない、触らないと落ち着かないという病気。原因不明の特発性や鉄分の不足によるもの、また遺伝による場合などがあります）、慢性疲労症候群、繊維筋痛症など、自律神経の乱れを介した症状として現れるとされています。

また、病巣感染による炎症から免疫を介した二次疾患としては、ＩｇＡ腎症、ネフローゼ、関節炎、掌蹠膿疱症《しょうせきのうほうしょう》、湿疹、慢性湿疹、アトピー性皮膚炎などがあります。

ＩｇＡ腎症は、自己免疫疾患の一つで、自分の体の免疫力が誤った働きをして自分の体を攻撃してしまい、その結果腎炎を起こしてしまう病気です。掌蹠膿疱症とは、手のひらや足の裏に無菌性の水泡のようなものができる病気です。

原因不明の不調が長く続いている、いろいろ診察を受けてもどこも悪いところはないといわれる、そんな方は慢性上咽頭炎の治療をしている耳鼻科で相談されてみてはいかがでしょうか。慢性上咽頭炎の治療を行っている施設については日本病巣疾患研究会のＨＰより確認ください。

慢性上咽頭炎の治療については次章でお話ししたいと思います。

コラム

人生にも影響する睡眠障害

アメリカなどでは、いびきが、離婚訴訟で配偶者から訴えられる原因になることもあるそうです。

私がまだ大学に勤務していた頃、ある女性のこんな症例がありました。夜寝つきが悪く、朝も起きられず、日中も頭がボーッとしていて、頭が重い、そのため家事もできない、このままでは離婚されてしまう……というような状態でした。

他院でポリグラフ検査をしたら、重度の睡眠時無呼吸症候群との診断を受け、CPAP治療を始めたそうです。ところが、CPAPを装着して眠ろうとしても、20～30分で苦しくなってしまい、とても使えないとのこと。

調べてみると、この方は鼻閉がひどく、鼻呼吸ができない状態でした。保存的治療では著明な改善に至らず、そこで鼻の左右を分ける鼻中隔《びちゅうかく》のうねりと、非常に腫れた下鼻甲介《かびこうかい》の手術をすることになりました。

術後、鼻呼吸が十分に可能となり、ようやくCPAP治療に取り組めるようになりました。症状が改善することで家事もできるようになり、よかったのですが、実はこのとき、ご主人はすでに離婚を決意されており、女性が退院された翌日に家を出ていってしまったのです。

大変残念な結果となったケースですが、もとはといえば、睡眠時無呼吸症候群のためCPAP治療を行うも、鼻閉により十分な治療効果が得られず睡眠が阻害されたことで、日常生活に著しく影響を受けたことが原因でした。外来でその方と二人で肩を落としたことを今でも忘れられません。

このように、夫婦関係や人間関係にも悪影響を及ぼす睡眠障害というのは、恐ろしいものです。

第 2 章

睡眠を劇的に
改善する
耳鼻科治療の実際

耳鼻科で受けられる睡眠改善のための治療

良い睡眠を得るために鼻呼吸が重要であることはおわかりいただけたのではないでしょうか。では、そのための治療にはどのようなものがあるのでしょうか。ここでは治療法についていくつか取り上げてみたいと思います。

左図は、「いびき」「無呼吸」の症状を訴えて当院に来られた15歳未満の患者さん70名が、実際どういう治療に至ったかをまとめた円グラフです。

口の中の扁桃や鼻の奥のアデノイドが大きいなど、なにか異変があるとすぐに外科手術、というイメージを持つ方も多いかもしれませんが、特に子どもの場合、手術に至るのは2割以下で、半分近くは鼻の治療をするだけで症状が改善しています。

鼻水や鼻づまりなど、その状態や原因により鼻のお掃除に通ったり、内服薬や点鼻薬を用いたりします。後述するアデノイド肥大により鼻呼吸がさまたげられている場合は、ロイコトリエン受容体拮抗薬（もしくはモンテルカスト）やステロイド点鼻薬を1～数カ月試すことで症状に変化が得られることが多くみられます。この治療を行っても鼻呼吸ができず、いびきや無呼吸に変化が見られなかった場合、そこから検査を進め手術について検討します。

いびき・無呼吸を訴えて受診した小児（15歳未満）70例の治療の内訳

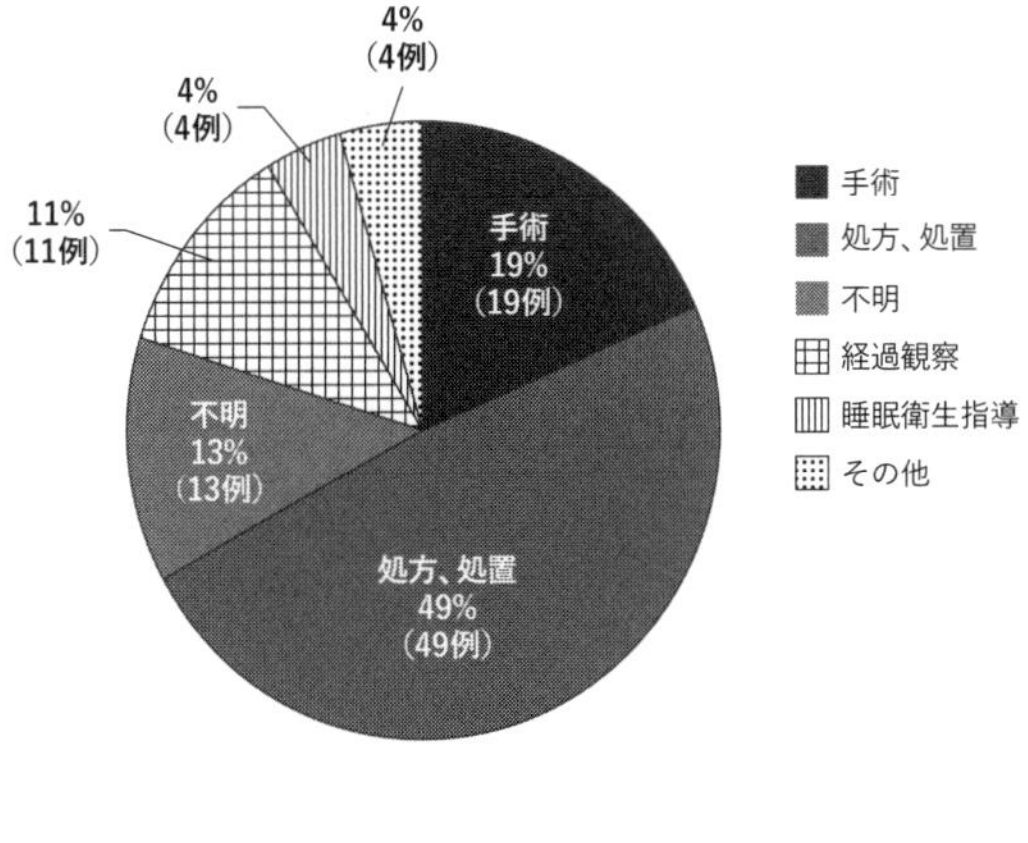

ステロイド点鼻薬はすべての症状に対して最も効果が高いが……

小児のいびき、無呼吸に対しては保存的治療としてまず内服薬と点鼻薬を処方しますが、７〜８歳以降、成人に至るまで主な治療として以下のように考え、治療を行っています。

アレルギー性鼻炎の方へは、同様に飲み薬と点鼻薬が中心となります。

「鼻アレルギー診療ガイドライン」（２０２０年版）では、くしゃみ、鼻水、鼻づまりのすべての症状に対し、最も効果が高いのはステロイド点鼻薬であるとしています。

しかし、診療を行っていると、点鼻薬を用法通りに使っていただけないことが少なくありません。

診察の中で、内服薬とステロイド点鼻薬を併用する際、「お薬の中心は点鼻薬ですからね。なので、服薬するときは点鼻薬を必ず一緒に使ってくださいね！」とお伝えするのですが、どうしても点鼻薬は三日坊主になりやすい傾向にあるようです。

点鼻薬が処方された際は、ぜひ、用法通りに使用してみてください。点鼻薬だけで十分症状が良くなる方も少なくありません。

季節性のアレルギーであれば、その期間中にいびきや熟睡感の欠如などを自覚されるでしょうから、しっかり治療を行いましょう。また、一年中症状のある通年性アレルギーでは、なかなか薬を減らしたり、休薬したりすることが困難な場合があります。そのため、いつも口呼吸だったり、物事に集中しづらかったりすることがありますが、逆にこれに慣れてしまい、症状を感じないという人も中にはいらっしゃいます。こんな方こそ私は是非、鼻呼吸を獲得してもらいたいと思っていますが、受診し処置により鼻が通ると「鼻で息をするってこんなに楽なんですね」とか、「目の前がパーッと開けて視界がよくなった」などという意見を頂戴することがあります。「鼻アレルギー診療ガイドライン」では、２０１９年の調査でアレルギー性鼻炎全体の有病率は49・2％と、約半数の人にアレルギー性鼻炎があることを示しています。また、その有病率は過去20年を振り返ると、10年ごとに10％ずつ増加しており、近年では花粉症だけではなく、ダニアレルギーのような通年性アレルギーが若年者を中心に有病率が増えているそうです。つまり薬が年中手放せない人の割合が増えつつあることを示しており、そのような場合、次に述べる舌下免疫療法を検討されてみてはいかがでしょうか。

アレルゲンを取り込むことで症状を緩和する「舌下免疫療法」

アレルギーを起こす原因物質を体内に取り込むことで症状を緩和する治療法をアレルゲン免疫療法と言い、100年以上の歴史があります。この方法として近年舌の裏から取り込む舌下免疫療法が行われるようになりました。

日本ではスギ花粉に対するこの方法が2014年より、翌2015年からはダニによる通年性アレルギーに対して治療が開始されました。

この治療は口の中（舌の裏）に治療薬であるタブレットを1分ほど完全に溶けるまで保持しなければならないことから、指示動作が行えて、ある程度問題があった際に自分で訴えることができるであろう5歳くらいからを、治療開始の適応年齢としています。

1日1回、舌下に投与し3年を目標に治療を継続しますが、治療効果はスギ花粉で70％前後、ダニアレルギーでは80～90％と高い治療効果が期待されます。また、3年で治療を終了した後もその効果は4～5年経過した後も80％以上持続されていると報告されています（前出「鼻アレルギー診療ガイドライン」より）。

長い期間を要する治療法ですが、これにより症状の程度を優位に抑えてくれることは、それこそが大きな意味を有しており、鼻閉にまつわる眠りに関する問題や症状を改善しうる治療だと思います。

また、舌下免疫療法には開始時のプロトコールが決まっており、治療に興味がある際は受診した医療機関にご相談ください。

鼻づまりに効果を発揮するレーザー治療

アレルギー性鼻炎による鼻づまりは、下鼻甲介の粘膜が過剰に腫れた結果引き起こされます。鼻がつまると、とても寝苦しいものです。内服薬や点鼻薬を用いてもなかなか鼻づまりが改善しない。そんなときに外来で行える日帰り治療の一つに鼻のレーザー治療があります。

鼻の中を焼くなんて、なんだかとても痛そうと思われるかもしれませんが、事前に麻酔薬をしみ込ませたガーゼを鼻に入れてから行うので、鼻のレーザー治療自体はさほど痛みを感じません。また、出血もあまりなく、治療後数日は若干の鼻血を認める程度ですが、日常生活に大きな問題を生じるほどの出血ではありません。

私は治療後1カ月経ってから効果を判定しますが、鼻通りの変化は人により異なり、術後1週間〜数週間経って効果を感じられることが多いと感じています。また、1カ月後の効果が乏しい場合、追加治療ができることもこの治療のメリットではないでしょうか。

レーザーなどを用いて、腫れあがった下鼻甲介の粘膜を焼くことで、粘膜を腫れづらくし、鼻通りをよくする方法。これにより、鼻づまりが楽になり、薬の量を減らすことも期待でき、いびきが軽減し、よく寝られるようになることが期待できます。

治療の適応は、受診された医療機関でよく相談してみてください。

のどをつぶれづらくする咽頭形成術（ＵＰＰＰ）

成人ではアデノイド肥大は非常にまれで、明らかな扁桃肥大がある場合、年齢や肥満度などさまざまな点を含め手術適応は判断されます。また、扁桃肥大のみがその要因ではないため、手術内容も扁桃を摘出するだけではなく、のどを少しでもつぶれづらくするために咽頭形成術を共に行います。この術式はＵＰＰＰもしくはＵＰ３などと呼ばれています。

無呼吸によるのどのつぶれ方にはいくつかのパターンが存在し、それは前後方向だったり、横方向、また全体的に巾着袋を絞るようにつぶれたりします。そういった閉塞パターンや無呼吸の重症度などによっても手術適応をよく検討します。

より効果が得られやすい方に手術を提供すべく研究が進められた結果、ＵＰＰＰ

の手術件数は過去に比べ減少傾向にあると思います。「第28回睡眠呼吸障害研究会耳鼻咽喉科部会」で行われたアンケートでは、「大人の無呼吸のうち、手術適応となる割合はどれくらいか？」という問いについて8割を超える参加者が、「10％以下」と回答していました。

睡眠医療の世界では現在、手術治療について消極的な傾向にありますが、手術効果が期待できる方へは選択肢は一つでも多くあってしかるべきだと思います。

この後に述べるＣＰＡＰ治療や各治療の成績を考えると１００％の治療はなかなか存在しないことから、手術により無呼吸の重症度を軽減し、術後に他の治療と組み合わせることも意義のあることだと思います。大学病院などで睡眠医療を行う耳鼻科の研究者たちは、効果が期待できる患者さんへの手術提供に対し日々研究を進められており、手術選択の機会が失われつつあることへの警鐘をうながしています。

ＵＰＰＰは扁桃やのどちんこ周囲など動く組織に対する手術法ですが、あごの小さなど顔の骨格（顎顔面形態）が無呼吸に関与している場合、あごの骨を切って移動させる「顎顔面手術」という術式が選択されることもあります。これにより形態的にのどを広くすることが可能ですが、どの施設でも行える治療ではなく、限られた施設での治療法となります。

この顎顔面形態の異常は、先に述べた鼻呼吸が大きな要因となります。小さな下あごは大人になってから矯正しても改善しません。そのためにも幼少期から鼻呼吸をしていることはとても重要なことで、第1章で述べた通り、あごの発育やそれに伴う歯並びの問題にも関係します。

国立科学博物館名誉研究員の馬場《ばば》悠男《ひさお》氏の講演を聴いたときのことです。江戸時代の人の頭の骨を調査したところ、庶民の顔の形を長方形とした場合、正室の顔の形態は横幅が狭く下あごがほっそりしており、側室は正室より庶民に近い形だったそうです。しかし江戸後期になってくると、側室の顎顔面形態は正室に近くなり、だんだん下あごの小さい小顔になっていたそうです。小顔になっていく理由についてまでは述べられていませんでしたが、きっとこれは食事内容、硬いものを食べている頻度などによるものではないかと思います。講演の中で、縄文人の骨格について話されていたとき、歯のすり減り方から、肉を食いちぎるような食べ方をしていたのだろうと考えられ、下あごは現代人の我々と比べてとても発達していたということを述べられていました。いつの世も、女性は小顔に憧れを抱くのかもしれない、と感じたお話でした。

話が少々逸れましたが、鼻に問題がある場合、鼻の手術が検討されます。例えば、鼻の左右を分ける真ん中の柱である鼻中隔。この鼻中隔がまっすぐな人はほぼいません。左右どちらかにうねりがあるもので、まっすぐな人に耳鼻科医が出会うのは、現役のうち一度あるかどうか、とさえ言われています。この鼻中隔が強く曲がっていることにより鼻呼吸が障害される場合、鼻中隔矯正術という手術が選択されます。

また、副鼻腔炎で鼻の中にポリープが充満していると、当然鼻で呼吸ができません。そのようなときは、「副鼻腔手術」が行われます。昔は上唇の内側を大きくめくって頬骨の辺りから開創する方法でしたが、現在は鼻の中から内視鏡を使って行われるので、傷跡が残ったり、顔が腫れたりといったこともありません。

アレルギーにより下鼻甲介が過度に腫れる場合、レーザー治療について述べましたが、他にも、下鼻甲介を切って減量したり、下鼻甲介の骨を抜いてしまう方法、また、下鼻甲介の粘膜が腫れる指令を出す神経や水鼻を出す神経を切離するような術式もあります。これらは主に全身麻酔で行われるため、入院設備のある施設で行われることが多いと思いますが、最近では1日の入院で帰宅が可能なサージセンターなどもあるようです。

こういった鼻の治療は、次に述べるＣＰＡＰ治療において、鼻呼吸ができないとＣＰＡＰを使用することはできないことから、ＵＰＰＰ同様、組み合わせる治療として選択されることがあります。

舌を刺激することで無呼吸を解消させる新しい治療法

無呼吸に対する新しい治療法として、体内にセンサーを埋め込み、夜間、呼吸による胸の動きにあわせて舌下神経を刺激し、舌が気道をふさがないようにする「舌下神経刺激療法」という方法が2021年6月、保険診療として収載されました。アメリカやドイツなどではすでに開始されている治療法で、日本においてもこの本が出版される21年の年末あたりには実運用が開始される見込みです。今後治療適応など吟味されることでしょうが、国内においては獨協医科大学の中島逸男医師を中心に開始をされる予定と聞いています。新しい治療法に期待が持たれるところです。

子どもが寝ている時に苦しそうな息をしていたら気をつけて

鼻治療を施しても、いびきが改善しない場合があります。また、いびきは小さくなったが、まだ苦しそうな息をしていることもあるでしょう。

手術適応を考える判断材料として、当院では一晩泊まっていただく終夜睡眠ポリグラフ検査（Polysomnography：ＰＳＧ）を行っています。その客観的データと撮影したビデオを、手術可能な施設の先生にもご紹介のうえ確認してもらい、手術適応かどうかの判断をしていただいています。

ここで重要なのは、「いびきをかいている」「息が止まっている」「扁桃が大きい」といった状態だけで、すぐに手術の判断を下さないことです。

子どもが心配なあまり、すぐに手術してほしいと希望される親御さんもいらっしゃいますが、本当に手術適応があるかをみるため、まずは1～数カ月間の観察期間を取り、その間に鼻の治療を行います。

子供の無呼吸に対する手術は、先に述べた通り、鼻の奥のアデノイドや口の中の扁桃が大きく、そのため鼻呼吸が障害される場合になります。内服薬と点鼻薬の保存的治療で変化が得られなかった場合、当院ではそこから無呼吸の検査を進めるようにしています。検査には、自宅で検査する簡易検査と一晩入院して行う終夜ポリグラフ検査があります。

睡眠の質などを含め、より正確に診断するためにはPSGが望ましいですが、子どもではいろいろなセンサーを取り付けることを恐がったり、嫌がられたりすることもあり、なかなか検査協力が得られません。よって、検査対象となる全ての小児にPSGを行うことは実際には困難であり、日本全国を見ても、小児の検査が可能な施設は少ないという実態もあります。当院も全てのお子さんの検査を行うことは出来ませんが、可能な限り積極的に検査を行うようにしています。

　このとき、同時に行うのが、第1章「子どものいびきチェックポイント」で述べた「呼吸努力」の確認です。点鼻治療を開始する当初にも行いますが、小児ではこの情報はとても意義があり、また現在はスマホでの撮影が容易なことから、お子さんの鼻〜おへそまでをフレームにおさめて撮影していただきます。施設により依頼する撮影時間は異なるようですが、当院では5〜10分ほどの撮影をお願いしています。
　この動画と検査結果が揃った状態で手術を検討したほうが良いのではと判断してから、手術可能な病院へご紹介し手術適応を検討してもらっています。

　なぜ、手術に至るまで、これほど時間をかけるのだろうか？　と少々不思議に思う方もいるかもしれません。全身麻酔をかけ、扁桃やアデノイドにメスを入れることは決してリスクがないわけではなく、また子どもは客観的に自分の状態を正確に伝えることができません。苦しそうに寝ているわが子を「かわいそう」と感情的な理由だけで手術を行うことは、リスクを高めることになりかねず、この感情論を中心に病院で手術をするか、しないかの議論を行うことは、治療を受ける子どもにとって決してよい方法ではありません。保存的治療の前後でいびきや呼吸努力にはどういった変化があったか。これは時間をかけ、毎日そばにいるご両親が子どもの呼吸の仕方を観察することによって、医療者と近い情報の認識を共有し、それをもって可愛いわが子に麻酔をかけ、メスを入れることと今の寝ているときの状態を継続することを天秤にかけてじっくり考えてもらう。それが、冷静かつ正しい判断に近づくのではないかと私は思っています。

子どもの手術は術後経過が大切

　また、手術を行ったお子さんはいびきを中心にその日から明らかに変化が得られることでしょう。私も自身で手術を行っていたころ、急にいびきをかかなくなることからお母さんはたいていビックリし、「急にいびきをかかなくなったので、息をしてるのかな?」とか「死んじゃったのかと思った」など冗談交じりで喜びからそのような声を聞くことがよくありました。

　しかし、われわれ医療者にとって心配なのは術後経過です。子どもはおとなしく言うことを聞いてくれません。口の中に傷があっても、子どもは痛みに慣れやすかったり、もしくは痛みが軽減するのが大人より早いことが多いのです。術後、子どもが欲しがったから……、という理由で、病室でバリバリと硬いお菓子をほおばっている光景を見ることがありました。術前にしつこく「傷が治るまでは硬いものをあげないでね」とお願いしていましたが、点滴につながれている子どもが元気そうにおやつを欲しがると、ついあげたくなってしまうのでしょう。

その光景を見るたびに、めまいで倒れそうになりますが、手術の後に出血を起こす術後出血。これこそがわれわれにとって最も避けたいリスクなのです。お子さんが手術を受けた際は、くれぐれも主治医の先生の注意点を守ってくださいね。ちなみに何でも与えてしまうのは、おばあちゃんに多かった印象をもっています。孫はさらに可愛いですもんね。気持ちはわかるのですが……。

手術を終え、傷も改善し普段通りの生活に戻ったお子さんは、食事の量が明らかに増えるのではないでしょうか。それまで口呼吸だった子どもは、呼吸と嚥下《えんげ》を共に口で行わなければなりません。これはかなり困難なことで、赤ちゃんも鼻が苦しくなるとおっぱいの飲みが悪くなることを、きっとお母さん方は経験しているはずです。

鼻呼吸を獲得したことで、楽にごはんが食べられるようになったため、食事量が増えるのです。つまり、それまでは口で息をしながら食べなければならないので、ちょっと食べただけで疲れてしまっていたんですね。試しに、鼻をつまんで食事をしていただくと、およそどれほどの苦しさかを体感することができます。1食、鼻をつまんだままで食事をとることはできないでしょう。

そんなことから、術後の子どもは食欲が増し、体重がグッと増えることが多いと思います。そしてその後に身長も一気に伸び始めるでしょう。

以上の手術について、その適応の判断は、手術を受ける病院での診察や検査の結果から主治医と相談のうえ慎重に決定されます。診療所から手術を勧められた際は、検査結果などがあれば添付してもらい、紹介状を作成してもらって受診することをおすすめします。

睡眠時無呼吸症候群の治療法の一つ、CPAP（鼻マスク）治療

ＣＰＡＰとは、Continuous Positive Airway Pressure（持続的陽圧呼吸）の頭文字をとったもので、睡眠時無呼吸症候群の治療法の一つです。日本では「鼻マスク治療」などと言われることも多く、ｎＣＰＡＰ（ｎはネーザル＝「鼻」）と表記されることもあります。

鼻にマスクをつけて圧力で風を送り、つぶれてしまうのどを押し広げることで、無呼吸状態を防ぎ、良い睡眠がとれるようにする治療です。

人間の体が呼吸をするとき、息を吸うと肺が膨らみ、胸が広がります。それにより、空気が鼻からのどを通って肺へと送り込まれます。楽器のアコーディオンのようなイメージですね。しかし無呼吸のとき、のどはつぶれてしまっているため空気を取り込

めません。これを防ぐため、鼻マスクから圧力をかけて空気を押し込み、息の通り道であるのどを広げようとするのがＣＰＡＰの原理です。

東京ドームを思い浮かべてください。東京ドームに行ったことのある方は、出口から外に出るとき、ブワッと風の圧力で外に押し出されることをご存じだと思います。なぜあのようになるかというと、ドーム内の気圧は外部より０・３％ほど高くなっているためです。東京ドームの屋根は約４００トンもの重量があるそうで、圧をかけて屋根を膨らませ持ち上げているそうです。

CPAP 療法の原理

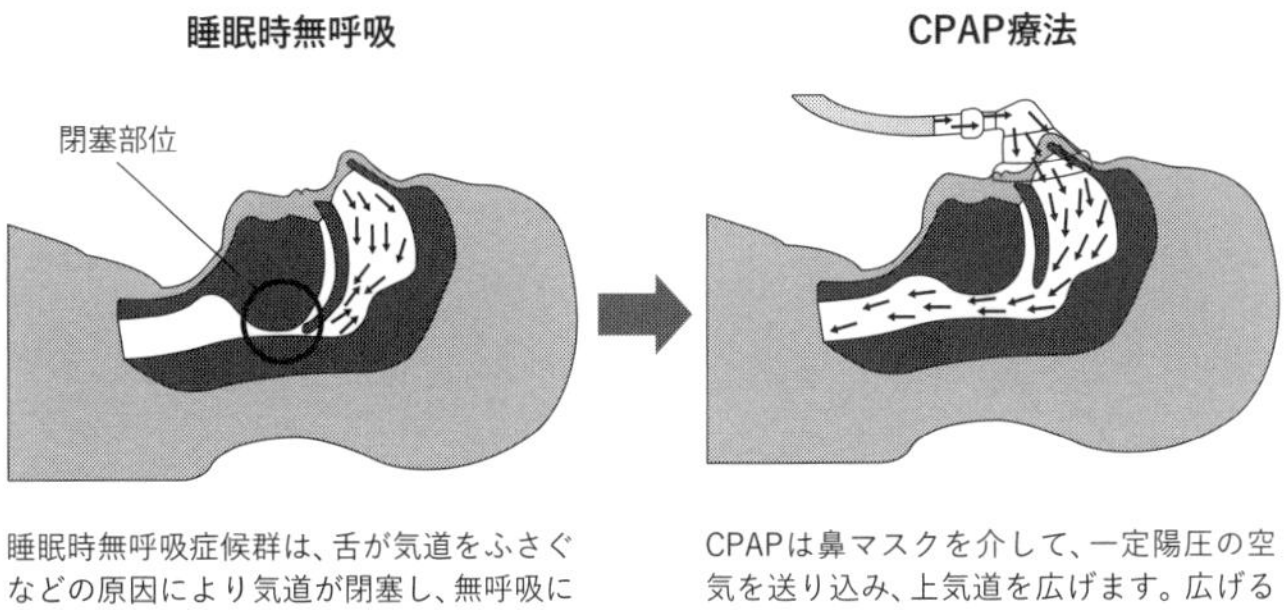

睡眠時無呼吸症候群は、舌が気道をふさぐなどの原因により気道が閉塞し、無呼吸になります

CPAPは鼻マスクを介して、一定陽圧の空気を送り込み、上気道を広げます。広げるための圧力は患者さん個々に異なります

（帝人ファーマ株式会社HPより）

よって圧力がかかっていないとき、屋根はしぼんでいます。

ＣＰＡＰも、この原理と似ていて、鼻から風を送り、圧をかけることで、のどといううつぶれやすい部位を広げているイメージです。

なお、ここでＣＰＡＰにより送り込まれるのはあくまで風、空気であって、酸素ではありません。単に圧力をかけているのです。

ＣＰＡＰを使う場合、鼻呼吸ができていることが前提で、鼻がつまるとＣＰＡＰは使えません。したがって鼻づまりのため鼻呼吸ができず、ＣＰＡＰを付けて苦しい場合は、まずは鼻呼吸のための治療をしなければなりません。

よく質問を受けるのですが、あくまでもＣＰＡＰは症状を改善するものであって、その後ＣＰＡＰがなくても無呼吸が治ってしまうというものではありません。眼鏡と同様、矯正装置です。したがって、使用を中断してしまうと、元に戻ってしまいます。

ただし、肥満の程度が強い方は、ダイエットをすることで、軽減や改善が見込めることもあります。

日本でのCPAPの使用状況は6～7割

世界中に普及しているＣＰＡＰですが、無呼吸の人のすべてが十分に治療が継続できているかというと、決してそうではありません。世界的に見ると継続率は約50％にとどまるようです。一方、日本では65％～90％程度と幅広く報告されています。また、「臨床研究」というサイトでは、日本での継続率は、１年後が83・７％、５年後で70・６％、10年後だと60％としています。

これらの結果を総合すると、日本においてＣＰＡＰを続けられる人は7割前後ではないかと思われます。以前、当院でＣＰＡＰ治療をされている１４０名につき、ＣＰＡＰを使用していて何か問題や症状がないか調べたことがあります。その結果、大きく分けて、使用感を妨げる問題と、使用について自己都合により使えない、もしくは使わない理由が見えてきました。

使用しづらくなる要因としては、鼻づまりなど鼻呼吸が苦しくなることや、鼻の中の乾燥、ＣＰＡＰのマスクやバンドによるわずらわしさや調節の問題などがありました。一方、自己都合による問題としては、装着しないでうたた寝をしてしまったり、装着が面倒だったり、また、つい着け忘れてしまうなど、ＣＰＡＰの装着が億劫になってしまうといった理由がありました。

日本では、保険診療で毎月通院することによって使用状況が確認できたり、対処や指導を行うことができることもあって、世界の平均に比べると継続率が高いと言われています。しかし、それでもおよそ6～7割くらいというのが平均的な状況と推測します。人間って、ついサボってしまう生き物なんですね。

一方、手術による外科的治療を見た場合、先にも述べた「ＵＰＰＰ」がありますが、こちらも有効性が50～60％ということです。どちらの治療法をとったとしても、１００パーセントの治療というのは、なかなか存在しないのが現実です。

ＣＰＡＰで眠りの質は明らかに良くなる

鼻呼吸ができるようになると無呼吸が改善するのではないか、という研究は、20年くらい前に盛んに行われていましたが、望ましい結果は出ませんでした。鼻呼吸ができるようになったからといって無呼吸が治るわけではないというのが現在一つの結論となっています。

ただし、眠りの質は明らかに良くなります。ＣＰＡＰ治療をする人に鼻治療を施すのは、あくまでも鼻呼吸によりＣＰＡＰが使用できるようにするためのサポートなのです。

ＣＰＡＰ治療をされている60歳代の女性は、ＣＰＡＰを使いはじめて無呼吸や血液中の酸素飽和度の低下が改善された結果、

「これまではイヤな夢や、恐い夢をみることが多かったけれど、CPAPをはじめてから悪い夢がほとんどなくなり、いい夢を見るようになりました。この間は、お花畑にいる夢を見ちゃいました！」

と、夢の中身が良くなったことを大変喜んでいました。悪い眠りは、ストレスホルモンの分泌も高めることになり、悪夢につながることもあるんですね。夢のようなホントの話です。

無呼吸の治療に歯科で作ってもらう「口腔内装具」（ＯＡ）

無呼吸の治療の一つに、軽症者を中心に歯科医師に作ってもらう「口腔内装具」（Oral Appliance：ＯＡ）があります。一般にマウスピースと呼ばれることも多いかもしれませんが、睡眠医療をされる歯科医の先生方の提案で、歯ぎしり用のマウスピースと区別するため、口腔内装具という呼び方が長らくされており、俗にＯＡと呼ばれています。

ＯＡは、受け口のように下あごを少し前に出した状態で寝ることで、のどちんこや舌が落ち込みづらくなり、いびきや軽症～中等症の無呼吸を軽快・改善させることが期待できます。よって、上下の歯型を取り、下あごが前に出た状態になるよう計算の上、作成されます。ＯＡを装用すると受け口の状態で上下の歯がしっかりＯＡによって固定された状態になるため、やはり鼻呼吸は必須です。鼻呼吸ができないと、とてもＯＡを装用して寝ることはできません。

50歳代の男性で、鼻通りの検査で高度の鼻づまりが確認された方がいました。ポリグラフ検査では無呼吸を1時間に35回認めていました。自身も鼻づまりの自覚があり、その原因は鼻を左右に分ける真ん中の柱である鼻中隔の湾曲が強いことと、アレルギー性鼻炎による下鼻甲介の粘膜の腫れによるものでした。

入院のうえ、手術を行い、術後、鼻の通りは改善されました。この方は無呼吸に対してはＣＰＡＰ治療を行っていましたが、出張が多いことからＣＰＡＰを持参することが困難だったので、ＯＡに治療変更ができないか相談を受けました。そこで歯科の先生にお願いして口腔内装具を作成していただき、ＯＡのあり・なしで検査を行ったところ、ＯＡがない場合、無呼吸は1時間に22回ありましたが、装着することで3回と大幅に無呼吸が減り、正常値にまで改善されていました。よってＣＰＡＰは終了とし、ＯＡを継続していただくことにしました。

ややつらいけれど、期待できる上咽頭擦過療法（EAT）

1章でご紹介しましたが、非常に多岐にわたる症状を発症するきっかけとなる慢性上咽頭炎は、睡眠にも深刻な影響を与えます。治療としては、「上咽頭擦過療法」という処置の治療が効果的です。

上咽頭擦過療法は、これまで「Bスポット療法」と言われていました。BスポットのBは日本語の鼻咽腔の「び」からきていますが、今は国際的にも通じるようにと、日本病巣疾患研究会がEpipharyngeal Abrasive Therapyという呼称を付けて、その頭文字をとって「EAT」とよばれています。

EATは、もともと1960年〜70年ごろに脚光を浴びた治療法で、東京医科歯科大学の教授だった堀口申作医師によって広められました。しかしその後衰退してしまいました。

衰退してしまった理由として、「万病にきく」「ガンさえも治る」というような論調が生まれてきたことで、徐々に人々が懐疑的になり離れていったということと、もう一つには、鼻の奥を口から綿棒を突っ込みグリグリ擦ることから、とても痛い治療ということで、「あそこの病院に行ったらとても痛い治療をされて、血も出るし、ひどい目にあった」というような、正しい治療を行っているにもかかわらず風評被害に遭うケースがあったことが原因だと思われます。

EATでは、まず鼻の中に綿棒を入れて、鼻の奥（上咽頭）の天井を擦ります。次に、今度は同様に口から曲がった綿棒を入れて上咽頭を擦りつけます。このとき、血が出るまでしっかり擦らないと、治療の効果が得られません。しっかりグリグリと上咽頭全体を擦るからこそ効くのだと、研究会のHPにも書いてあります。

当院のホームページの中で最もクリック数が多いのが、EATに関する記事です。そして、県内外から多くの患者さんが来院されます。正しい方法でしっかり治療を目指してきたことで、こうして皆さんに認知していただき、来院してくださるのはありがたい限りです。

ＥＡＴは、さまざまな症状に効果をもたらしてくれる可能性がある治療です。しかしすべての症状が必ず良くなるわけではありません。治療効果のためしっかりと上咽頭を擦るＥＡＴは、ややつらい治療でもありますので、当院では患者さんにご理解いただいたうえで、「頑張ってやってみたい」という方にＥＡＴを行っています。

これまで他院でＥＡＴを行ってきたものの、効かなかったという方に聞いてみると、ゴシゴシ擦るというほどではなく、なでる程度でしかやっていなかったとのことでした。そういった方々に、しっかりと擦って治療を行っていくと、「肩こりが良くなってきた」「首の痛みが取れた」「最近首が回るようになった」と、当初訴えていた症状以外のことについても変化を感じる方が多くいます。手のひらや足の裏に水ぶくれのできる掌蹠膿疱症《しょうせきのうほうしょう》の方で、「長年、手や足がどうしても良くならなかったのが、この治療でぴたっと治った」とか、リウマチの方で「こわばりがすごく楽になった」という人もいました。きっと、症状はさまざまなのでしょうが、なかなか全ての症状に気が回りません。あまり気にかけていなかった症状が、ふと思うと変化していることに後から気づくのでしょう。

「鼻の呼吸が楽になった」とか「寝つきが良くなった」、「夜中に目を覚まさなくなった」、「目覚めが良くなった」など、鼻や睡眠に関する自律神経症状が改善し効果が得られたのだろうと思われる人もいますし、その結果、睡眠導入薬や安定剤を減らすことができた、止めることができた、という声もありました。睡眠障害の解決方法の一つとして、ＥＡＴは重要な役割を果たせるのではないかと私は考えています。

近年見直されてきたEAT

このように、ＥＡＴは近年見直されており、学会でもセッションが組まれるようになってきました。この変化のきっかけを作られた一人は、仙台市でクリニックをされている堀田修医師です。専門は内科でありながら、書籍や研究会などを通じてＥＡＴの普及に尽力されています。

この堀田先生の書籍で紹介されている高校生が、当院へもＥＡＴを受けるためにしばらく通っていました。脳圧が高いことからだるさと頭痛で動けず、学校へ行くことすら困難なことがしばしばありました。

まるで這うようにして、なんとか当院へたどり着き、ＥＡＴをしていきます。すると、そのあと学校へ行くことができるようになり、試験前など、勉強に集中できるようになったそうです。うまく自分でコントロールしながら通院していました。今では大学生となり、他県へ引っ越しをされましたが、「新たな土地でもＥＡＴをしてもらえるところが見つかった！」と、彼のお母さんから聞き、安心しました。

私がＥＡＴをはじめた当初、コツをまだつかんでおらず、試行錯誤しながら行っていました。ＥＡＴの効果についても、内心ではどこか半信半疑だったところもあったと思います。そんな私の考えを一変させてくれたのは、ある院内のパートスタッフの存在でした。

彼女は不眠やだるさ、頭痛などさまざまな症状があったため、朝起きることさえままならないことがあり、ひどいときには午後からの出勤もできないほどで、そのことも、彼女の自信を喪失させていました。そこで、この人にはＥＡＴが効くのではないだろうか？　と思い、「出勤した日はＥＡＴをやってみない？」と勧めてみました。

私が患者さんにＥＡＴの説明をしているところをよく見ていましたので、本人もやってみると言ってくれました。ＥＡＴをやってみると、日に日に調子が良くなってきたようで、「鼻から息ができるようになった」「吸った息が肺まで十分に届くようになった」と、私の予想もしていない答えが出てきました。

それまでは、帰宅すると身体を起こしているのがつらくて、すぐにベッドに横たわっていたのが改善し、家事も手伝えるようになったとのことで、家族もビックリしていたそうです。きっと彼女は職場へ行くと、過剰な緊張状態にあったのだろうと思います。その緊張から解放されると、どっと疲れがきて、起きていられなかったのでしょう。

この悪循環が解消されたことで寝るときの考えごとが減り、自然と眠くなり寝つけるようになったと言っていました。それまでたくさん飲んでいた薬も減らすことができ、朝も起きられるようになりました。

EATが眠りに大きな効果を上げるメカニズム

このように、ＥＡＴによって眠りの質が改善したという感想をよくいただきます。なぜＥＡＴが眠りに効果があるのでしょうか。そのヒントとしてまずは、睡眠が担う脳への働きについて考えてみましょう。

脳は、一日活動すると老廃物が溜まります。体内に溜まった老廃物はリンパを通して外へ排泄されますが、実は脳の中にはリンパ流がありません。

長年、どうやって脳内の老廃物を排泄しているか疑問とされてきましたが、寝ているときに行っているのだろうということまではわかっていました。そして近年になって「グリンファティックシステム」という機能により、脳の老廃物が押し流されているという説が濃厚だと言われています。

脳の中は大きく分けると、「脳神経」と「脳血管」、「グリア細胞」という3つで構成されています。このうち、動脈の壁にそって流れている脳脊髄液は染み出るように脳内へと流れ出て、静脈へと排泄されます。この流れが老廃物を洗い流すのですが、脳の中は3つの組織でギュウギュウ詰めです。その隙間を流れる限り、速い流れなど作ることができないので、老廃物を押し流すことはできません。

ところが、夜寝ているときにグリア細胞は縮み、脳の中に隙間ができることが分かりました。隙間が広くなることで脳脊髄液は流れを速めることができ、老廃物を効果的に排泄できるのだろうと言われています。

特に、このグリア細胞が縮むことによる効率的な作業は、眠りの前半に出現する深いノンレム睡眠（夢を見ない睡眠）中に見られやすいのだそうです。まさに質の良い眠りこそが脳の掃除も勝手にしてくれるのですね。認知症の発症リスクや発症年齢に大きく関係することも推察されています。

これらのことから、ＥＡＴを行うことで自律神経などを整え心も落ち着き、鼻呼吸がしやすくなるなど、さまざまな症状が緩和されるのでしょう。その結果、寝つきや不眠症状が改善され睡眠の質が良くなるのではないでしょうか。つまりはグリンファティックシステムが効果的に働き、良い眠りとなることで良い目覚めとなり、日中十分な社会活動を過ごすことができるようになり、当たり前の日常を取り戻すことができるようになるのではないかと期待を抱くようになりました。

私は今、ＥＡＴは睡眠医療にとって必要な治療法の一つであろうという確信を持つようになってきました。

手技については、私が医者になったころ、お世話になった大阪の田中亜矢樹《あやき》医師が現在ＥＡＴの第一人者であることから連絡をとり、電話やメールで丁寧に教えていただきました。他にも堀田先生や田中先生のところで治療された方が受診することもあったので、そんなときは「堀田先生の手技と比べて違うところはある?」とか「田中先生と比べて強さはどう?」などとお二人の手技を体験されている患者さんにも教えていただき、みなさんのおかげで今の私の手技に至っています。

プロ棋士の戦績にもいい効果が？

あるプロ棋士の男性を診察したことがあるのですが、対局の前日～当日、翌日までめまいや動悸、頭痛、首コリ、不眠など多くの症状に悩まされていました。リウマチの症状で身体を動かすのがつらいとのことで、お母さんがたまたま当院でＥＡＴをされており、ＥＡＴによって身体が楽になり、動けるようになることを大変喜んでいました。

逆に、動けることがうれしくて家事など動きすぎてしまい、その後痛みが出てしまうことを困りながらも笑顔で伝えてくれます。そんなお母さんから、プロ棋士である息子のつらそうな様子を心配され、ＥＡＴは効くだろうかと相談を受けました。

こういったさまざまな症状を伴っていて、身の置き場のないようなつらい症状に対してＥＡＴは効果を発揮することが多いという感触を得ていたので、「効きめがありそうに思います」とお伝えすると、ほどなくして息子さんは受診されました。

この治療は、けっこうつらい治療なので、私は最初の2回ほどは軽めにＥＡＴを行い、ちょっとずつ慣らしていくようにしています。しかし彼は1回目の処置の後から、さんざん悩んでいた症状が次の日には楽になったと伝えてくれました。

将棋の対局は、長いときには12時間を超えるのだそうです。前日から対局相手の分析やシミュレーションなどもあり、きっとかなりの緊張モードにあるのでしょう。当日は長時間、対局に集中しなければなりませんから、気力・体力・精神力と、3拍子も4拍子も要求される厳しい世界なのだろうなと想像します。

そんな世界に身を置いているのに、動悸がする、頭が痛い、めまいがする……といった症状があったら対局に集中できるはずがありません。これまでひどいときは朝まで寝られなかったと言っていた彼が、今は寝つきもよくなり、よく寝られるようになったそうです。その相乗効果でしょうか。めまいや頭痛、動悸なども良くなっているようです。ただし、対局はほぼ毎週あるので、症状を繰り返していますが、対局や症状に合わせて通院しており、症状がひどいままにはならずにいられるようです。

そんな彼の治療を担わせてもらい、戦績にも影響するのではないか？　と興味をもっていました。彼にもそのことを伝え、調べてみると、ＥＡＴ開始前の月は全敗でしたが、開始した1カ月で3勝2敗と勝ち越していました。今後さらにいい結果につながってくれることを願っています。

コラム

家庭でできる鼻治療あれこれ

鼻に問題がある場合、家庭でもできる治療がいくつかあるのでご紹介しましょう。以下は、妊婦さんでも安心して使用することができるものです。

鼻洗浄

当院でよくお話しするのは鼻洗浄です。雑菌でもウイルスでも、入ってくるのは鼻からですので、それを洗うことにとても意味があります。鼻風邪をひいた時、鼻をかんでもなかなか出てこないような鼻水は、洗うことで非常にスッキリします。また、鼻の中が乾燥している場合も、鼻の中の塊がやわらかくなり楽に取れるので、とても効果的です。

鼻洗浄は、鼻通りを改善するだけでなく、風邪予防としても効果が期待できます。先に述べた慢性上咽頭炎に対しても鼻洗浄はおすすめの治療の一つです。

鼻スプレー

ご家庭では鼻洗浄でよいですが、外出先で鼻洗浄のための道具を持ち運べない場合にはスプレーを用いるとよいでしょう。

「ハナぴゅあ」などは、本来保湿用のスプレーですが、鼻洗浄の手軽な代用としておすすめです。外で部活動をやっている子どもたちや営業のサラリーマンなどは、花粉症のひどい時期にはガンガン花粉を吸い込んでしまいます。これではいくら薬を使用しても症状に追いつかず、効果が不十分となってしまいます。では、どうすれば症状が良くなるだろうかと考えてみました。対処法として、薬をひたすら増やすのではなく、吸い込んだ花粉を外に出してしまおうと考えたのです。外にいるときに、これを鼻にシュッシュッとかけてもらってから鼻をかむと、ずいぶん症状が楽になります。

そして更に、これをまだ鼻のかめない小さな子どもにも役立てられないだろうかと考えました。鼻風邪をひいてなかなか寝つけない、寝ても目が覚める、機嫌が悪くなるというようなときに、スプレーをシュッとかけてもらい、数分おいて鼻水をとると、鼻水の粘性が弱まり、取り除きやすくなって、夜眠れるようになったという意見をいただきました。

同じようなスプレーとしてドライノーズスプレーなどテレビなどでもＣＭで宣伝されており、他にも同様のスプレーはいくつか存在すると思いますので、ぜひ探してみてください。

いびきテープ

口にテープを貼ることで、自然に鼻呼吸をうながし、喉の乾燥も抑えることが可能となります。「セレブリーズ」や「優肌絆® 口とじテープ」という商品をはじめ、いろいろなものが販売されています。

基本的には、口にテープを一本ペタッと縦方向に貼るだけです。もしも苦しいときには、力を入れればテープがパッと外れるくらいの強さなので、安心して使えます。

これはいびき治療のみならず、慢性上咽頭炎の治療においても、上咽頭擦過療法（EATもしくはBスポット療法）を行う際、いびきテープを併用することで後鼻漏や鼻の奥のねばつき感などが軽減しやすくなることがあります。

ナステント

ナステントという自分で鼻から管を入れて息の通り道を確保するというものがあります。これはいびきに対して有効性が高いと思います。これもインターネットで購入できます。

第 3 章

〝快眠体質〟の作りかた

眠りを誘う上手な入浴

体温には、皮膚温度と直腸で測る深部体温の2つがあります。深部体温は脳の温度と思ってください。

ヒトは脳の温度が下がってくると眠気を感じるようになっています。夜眠くなると、脳の温度、つまり深部体温が下がっていきます。一般的に午後9時くらいから下がり始め、寝るとさらに下がり、夜中遅い時間に最も低くなります。

脳の温度を下げるためには、皮膚から熱を放散しなければなりません。赤ちゃんは眠くなると手足が温かくなりますよね。これは熱を放散して脳の温度を下げているためです。そんな理屈など知らない昔から、人は眠くなると手足が温かくなることを経験的に知っていました。

現代はデジタルの時代。その流れは加速する一方で、経産省もデジタルトランスフォーメーション（DX）に乗り遅れると「2025年の崖」に遭遇すると、DXレポートの中で指摘しています。目まぐるしいほどの情報のシャワーを毎日浴びている現代では、眠気の訴えがある人の多くに、夜遅くまでスマホをいじっていたり、布団の中でもスマホを見ている人がいます。寝る前のスマホ操作はこの後お伝えする快眠の大敵です。その影響によって不眠になったり、眠りの質を落としたりします。しかし、スマホを見るのを止めたのになかなか寝つけないという人もいます。そんなときは入浴時間を活用してみてはどうでしょう。お風呂は体表面の温度を上げるので、実は入浴後の熱放散に一役買っています。寝たいと思う時間の60〜90分前に40度程度で15分くらい、肩までしっかり湯船につかり、全身を温めてください。そうすると、温まった後のリバウンドで熱放散がしやすくなり、1時間ほど過ぎてくると深部体温が下がり、眠気を感じやすくなるため寝つきがよくなります。

ただし、寝る直前に入浴してそのまま布団に入ってしまうと、体表面は熱いままの状態なので、布団の中に熱がこもってしまい脳の温度が下がりづらくなるため、かえって寝つきを悪くしてしまいます。どうしても入浴が寝る直前になるという人は、シャワー程度で済ませる方がいいでしょう。

女性だと冷え性の人も多いですが、冬に靴下をはいたまま寝るのは熱放散を妨げることになるので、じつは避けた方がいいのです。電気毛布を使うときはタイマーにして、1～2時間くらいでオフになるようにしましょう。

もしも布団に入った後に眠れなくなってしまったら、私は足湯をおすすめしています（実は私もたまにやっています）。足からの熱放散を助けてくれることと、足がモヤーッとすることで意識がそちらに向き、寝つきの悪い方によくある「考えごと」をしづらくしてくれます。

「寝床スマホ」は快眠の大敵

スマホなどを寝床でずっと使用してしまい寝不足になってしまうと、本来の規則正しい眠りのサイクルが崩れてしまいます。

スマホから発光されるブルーライトを浴びると、メラトニンはあっという間に減ってしまい、眠気は消失してしまいます。だから本来寝る前の30分～1時間前にはスマホなどの使用はやめて、眠りの準備をすることが必要です。

メラトニンが減退すると、不眠になり、眠りの質が低下することから体のメンテナンスもできなくなりますし、記憶の定着もできない……ということが起こり、昼間の生活の質も低下させてしまいます。これが毎日繰り返されると、健康バランスも崩してしまい、負のスパイラルに陥ります。若い人によくある現象ですが、最近では高齢者でも増えつつあります。

「私はブルーライトカットのフィルムを張っているから大丈夫」という人もいるでしょうが、スマホによる睡眠阻害は、ブルーライトだけが原因ではなく、体内にあるドーパミンも作用しています。

人は楽しいときには眠くなりません。スマホから拾える情報によって感情を動かされたり、気分が高揚すると、眠気は出なくなるのです。

もう一つ、ドーパミンには、「その先がどうなのかということを知りたい」という探究心をもたらす作用もあります。ネットサーフィンを始めるとやめられなくなってしまうというのも、これが理由の一つのようです。

ちなみに、タレントで元ホストのローランドさんが、テレビの番組で、「家に帰ったら携帯に縛られたくない」とのことで、帰宅後スマホを決められた箱にしまい、視界にはスマホがない生活をしていると話していました。これはスマホから環境を切り離す一つの方策としてとても良いと思いました。

夜の光は大切なメラトニンを消してしまう

メラトニンは朝、光を浴びることでなくなってしまいます。同じように夜に光を浴びても消えてしまうのです。

LEDについて述べると、青色LEDが発見されたときの波長は、ちょうどメラトニンの分泌を消してしまう作用が強い波長でした。せっかく日本人が発見したノーベル賞の技術なのに、その波長が眠りを悪くするという皮肉な結果だったのです。

最近は白色のLEDが出てきたり、暖色のLEDが開発されたりと、波長が異なるものが増えてきましたが、とにかく寝る直前にLEDで寝室を照らすのは眠りを妨げる大きな敵と言っても過言ではありません。

蛍光灯も同様で、白色光の下に30分いると、メラトニンは昼間と同様、ほぼゼロに近づいてしまいます。

例えば、学習塾では蛍光灯が煌々《こうこう》と照らされているかと思います。夜遅くまで明るい場所で長時間勉強していると、塾が終わって帰宅した後にすぐに寝ようと思っても、寝られるはずがありません。少なくとも数時間は眠れないのではないかと思います。私は学習塾に遅い時間まで通っている子どもたちの中に、ちょっとの寝不足が日々蓄積される睡眠負債をため込んでいる子がかなりいるのではないかと危惧しています。

1日勉強したことは、いったん寝ないと実は記憶が定着しません。せっかく頑張って勉強した内容ですから、その効果を確実に、そして効率的に定着させたいものです。

コーヒーを飲むなら、夜7時までに

「世界でもっとも使われているドラッグ」とさえ言われることもあるカフェイン。日常的に口にする機会は多いと思います。特に受験勉強や仕事のあいまにコーヒーや紅茶を飲むことはよくあるでしょう。眠気覚ましにはカフェインは効果的です。コーヒー1杯で、3時間ほど眠気が取れるというデータもあります。

ただしこれには個人差があり、普段からどれくらいカフェインを取っているかどうかで、効果が異なり、10杯飲んでもよく眠れるという人もいますし、1杯で全く眠れなくなってしまうという人も実際にはいますので、一概には言えません。私は、カフェインはせいぜい夜7時まで、普段から寝つきが悪い人は夕方5時までにしましょうと指導しています。

カフェインにより死亡リスクが軽減されるという報告もありますから、カフェインを全く摂ってはいけないということではありませんが、こと眠りに関しては、その質に影響してくる可能性が高いので、注意したいものです。カフェインを摂った場合、その時間と眠りの深さにどう関係するか、ポリグラフ検査で比較した報告があります。カフェインを摂らなければ、深い眠り（深いレム睡眠）が睡眠の前半に集中し、眠りの質も良好です。しかし、コーヒーを1～2杯（コーヒー1杯でカフェイン100mg～150mgほど）飲むだけで、脳波上、眠りが分断され夜中に目が覚めてしまう中途覚醒が増えてきます。コーヒーがさらに2、3杯と増えてくると、睡眠の途中で完全に目が覚めて、そこから眠れなくなってしまいました。

カフェインは摂ってから30分～60分でピークになりますが、冷たいとその吸収はやや遅くなり1時間後くらいにピークがくるとされています。

また、カフェイン自体の血中濃度が半減するには、2時間半から4時間半ほどかかりますので、この半減期を考えると、寝る前にカフェインが作用していない状態にするためにも、夜はハーブティーなどのノンカフェイン飲料をおすすめします。

カフェインの作用で寝つけなくなること以外に、カフェインの持つ利尿作用でトイレが近くなり、夜中にトイレに行く回数が増える問題もあります。夜中に中途覚醒が増えることから眠りの質が悪くなってしまいます。

また、ノンカフェインであっても、夜の水分はトイレ覚醒に結びつきます。一晩にトイレに2回以上行くことを、泌尿器科では「夜間頻尿」と言うそうです。2回以上、3回、4回とトイレに行くようになると、高齢者の場合、転倒して大腿骨骨折など入院を要して活動性が低下してしまうリスクが高まります。その結果、生存期間が短くなるというデータもあるのだそうです。

そのため私は、毎晩のようにトイレ覚醒が多い方には寝る前3時間以降、極力水分を取らないようにとお伝えしています。薬を飲んだり、夏にのどが渇いたりしたときには、のどをうるおす程度の量に、水以外であればノンカフェインのものを飲むように勧めています。

これを試してみるとトイレ覚醒が減る方は結構多く見られます。夜間の中途覚醒が多いと寝た気がしません。当てはまると感じる方はぜひ試してみてください。

快眠をサポートする寝具の選びかた

寝る環境、その一つに、寝具はとても重要な役割を果たします。睡眠の質を上げる寝具については、『睡眠環境学』（鳥居鎮夫編）に詳しく書かれています。

まずは保温性、それから保湿性、そして寝返りを打ちやすい軽さと、身体を優しく包んでくれるボディーカバーリング性の４つが求められます。

寝ているときには体温が下がってくるので、それをカバーするために保温性が必要です。また体温が下がるときには熱を逃がすため、汗をかきます。蒸れてはいけないので、吸湿性と同時に湿気を逃がす放湿性能が必要です。

布団の中の温度と湿度が快適に感じられる条件は、温度が33度程度、湿度が50パーセント程度と言われています。

掛け布団のわた

掛け布団のわたについて、さきほどの性能に照らし合わせると、保温性、透湿性、軽さなど全ての観点で羽毛布団が最も優れているとされています。次いで羊毛という評価になっています。

枕

枕をすることによる脳波のリラックス度と筋肉のリラックス度を測ってみた結果、枕の高さは、6センチというのが、一番筋電図でも筋肉の緊張が少なく、そして脳波も安定して周波数が下がる、つまりリラックスした状態になったそうです。

6センチというのは、身体が布団に沈み込んだ状態での枕の高さを測っています。したがって、柔らかめの枕であれば、頭を乗せる前は比較的高めになるでしょうし、硬めの枕であれば実際6センチに近い高さになるでしょう。

なお、枕の素材については、脳の温度を下げるために放熱性、つまり通気性が高い素材が良いということです。

古くからあるものではそば殻枕があるでしょうし、昨今はパイプ枕なども通気性、放熱性、安定性に優れているようです。

マットレス

寝具は枕や掛け布団も敷布団と一体ですから、敷き布団の柔らかさによっても沈み方が変わります。したがって、寝具一体で適切な高さを考えて、調整しなければならないということになります。

『スタンフォード式　最高の睡眠』（西野精治）によると、ソチオリンピックに出場した選手100人のデータで見たところ、筋肉量が多い、つまり体重が重い人は硬いマットを好む傾向にあって、体重が少ないアスリートは柔らかい寝具を好む傾向があったそうです。

寝室の温湿度

寝室の温度と湿度も、快眠に大きく関与するでしょう。

実験の結果、被験者が心地良く感じる寝室の温度は、夏場の場合約24度、室温が高い場合、つまりちょっと暑いなあと感じるのは29度ほどでした。

また、冬場にちょうど良いと感じる温度は約21度、もう少し室温が高い方がいいと感じる、この場合はちょっと寒いなあと感じるのは11度くらいだったそうです。

この結果から、夏場には室温を26度プラスマイナス2度、冬場は16度プラスマイナス5度くらいで室温を設定することが望ましいと言えそうですね。

湿度については、50パーセントを切ると乾燥し、鼻や喉にダメージを与えることがあるのでそれ以下にならないように。ただ梅雨時などは90％の高い湿度になりますから、カビなどには注意が必要です。

アロマの香りで脳波が変わる

良い香りに包まれて眠りにつきたい。好きな香りでよく寝られるという人もいるのではないでしょうか。香りが眠りにどう影響するかを報告したものがあるので、ご紹介しましょう。

目をつぶっている状態で、匂いのない状態と、キャラとサンダルウッド（白檀）、ラベンダーを鼻の前に下げた状態で、脳波を3分測定し比較した実験があります。

目をつぶると、「α波」という脳波が出ました。α波はリラックスしている状態を表します。α波の周波数にはいくつかあり、より周波数が遅いαｓ（スロー）と比較的早いａｆ（ファスト）の2つがあります。αｓが増えるほど、よりうつらうつらした状態ということになります。

実験の結果、香りによってα波のなかでもαｓが増えることがわかりました。香り成分で、人はよりリラックスできると言えるでしょう。

眠れないとき、睡眠薬に頼りたくないという場合（私も薬はあまりおすすめしていません）、アロマテラピーは代替療法となりえるでしょう。

別の実験では、ビターオレンジの香りにより、入眠までの時間が短縮され、被検者が「快適で、のんびりした感じ」と気分状態を評価したことも報告されています。

そのほか、アロマテラピーでは、ラベンダーなども鎮静効果、寝つきをよくする効果があるとして紹介されています。

風呂にたらして湯気に香りを立たせるアロマバスを楽しんだり、ティッシュなどに少量つけて近くに置いたり、アロマディフューザーを使用するのもいいでしょう。香りは皆さんを心地よく眠りにいざなってくれるかもしれません。

快適に感じる音楽も眠りにつながる

10〜60代までの男女30名に、異なるジャンルの音楽や環境音などを聴かせ、それぞれの音によってリラックス効果がどう異なるかを調べた実験があります。

①バイオミュージック（新作の電子音楽）
②クラシック：モーツァルト『クラリネット五重奏曲イ長調』K・581第2楽章
③ロック：松岡直也『フリーボヤージュ』
④演歌：『北の宿から』オーケストラサントラ
⑤南インドの瞑想音楽（ヴィーナという楽器の独奏）
⑥自然環境音：せせらぎと小鳥の声

この6つの音を聴かせたところ、年代別にα波が増加する音楽が違っていました。

・新作の電子音楽ではどの世代でもα波は増えた。
・若い人はロックでα波が増えて、クラシック音楽では減った。
・インドの音楽は30代以下だとα波は増えたが、40代以上は逆に減った。
・60代の高齢者では、クラシックが最もα波が増えた。
・50～60代になると、ロックではα波が減った。

この実験ではもう一つ、6種類の音別に「どちらでもない」を0点とし、「好き―嫌い」「やすらぎ―刺激的」と音の感じ方を尋ねました。これを見たところ、最も好きな音楽を聴いたときにα波が増えている傾向がありました。一方、一般的によさそうなせせらぎ音は、嫌いという人はいない代わりに、α波はそれほど増えませんでした。メカニズムはわかりませんが、逆にα波が減った人もいたようです。

これらからわかるのは、安らぎ＝寝やすい、ということは必ずしも一致するわけではないということです。「快適に感じるかどうか」ということが眠りに関するカギのようです。

ちなみに私、実を言うと、20年来の不眠症で、自分自身を実験台にしていろいろなことを試してきました。今ではほぼ改善しましたが、それでも時折、寝るタイミングを逃してしまい、寝られなくなってしまうことがあります。

そんなとき、「眠りを誘う上手な入浴」でお話しした足湯をするのですが、それともう一つ、私にとって快適な心地いいサウンドを発見したのです。それは「電車の車内音」。ネットで購入したサウンドジェネレーターは、さまざまな音を選択することができます。その中で私が最も効果的だったのが電車音でした。以前から、車内ってみんな寝ているので、この音や揺れる具合って寝つきに良いんじゃないかな？　と思っていましたが、しばらくはこれがやみつきになり、毎晩かけてはすんなりと寝ついていました。もちろんタイマーが設定できますので、自然に停止します。ただし、欠点が一つ。同室で寝る家族からは「電車の音がうるさい」と次第にクレームがくるようになったことです。

快眠を整える食事方法

快眠生活を実現したいなら、いつ食事をするかということも大切です。食べてすぐ寝る、ということは基本的にＮＧと考えていいでしょう。胃腸は食べたものを消化するためにエネルギーを使って活動していますから、就寝後まで活動が長引くと、深い眠りに入りづらくなります。できれば食べてから寝るまでの間は最低でも3時間くらい空けたいところです。帰宅がどうしても遅くなる場合でも、寝るまでせめて1時間くらいは空けてください。

仕事が終わるのが遅い時間になり、夕食を取るのがどうしても深夜になってしまうという人もいるでしょう。

こういう場合はちょっと工夫してみてはいかがでしょう。たとえば夕方におにぎりなど炭水化物を早めにお腹に入れておいて、帰ってきてから食べる量を極力抑え、かつ消化しやすいものにしておくというように、分食を試みることも一つの方法です。

夜、どうしてもお腹がすいて眠れないときは、少し口にしてもいいでしょう。胃腸に負担をかけるのは眠りに良くないので、極力、消化の良いもの、たとえば、スープやヨーグルト、チョコレート、ホットミルクなどがいいでしょう。

冷やしトマトや、キュウリなどは、体を冷やして寝やすくしてくれるので、夏場などには良い食材です。

快眠を助けてくれる栄養素、気をつけたい栄養素

夕食の時間とともに、どういったものを取るか、栄養素についても意識したいものです。

炭水化物

炭水化物の取りすぎや早食いは急激な血糖値の上昇（血糖値スパイク）・低下を引き起こしてしまいます。短時間に慌てて食べてしまうと血糖値が急上昇しやすくなりますから、理想はヨーロッパスタイルのように、おしゃべりをしながらゆっくり時間をかけて食べる方がよいでしょう。

かき込むように炭水化物を取ってしまうと、夜中に低血糖を起こして、それによっ

て目を覚ましてしまうこともあります。食べる速度ということにも気をつけましょう。

GABAとビタミンB_6

食事を通じてGABAという神経伝達物質を上手に摂るようにしましょう。

GABAにはリラックス効果や抗不安作用があります。

GABAが含まれる野菜や果物には、トマト、なす、アスパラガス、かぼちゃ、きゅうり、メロン、みかんなどがあります。また、発酵食品でいうと、納豆、キムチなどに多く含まれています。

そのほか、発芽玄米、チョコレートなどにも含まれています。

また、GABAを体内に効果的に吸収するためには、ビタミンB_6を含む食品を一緒に取るとよいでしょう。ビタミンB_6を含む食品は、赤身の魚、豚のヒレ肉、ささみ、脂肪分の少ない肉類、バナナ、さつまいも、玄米、赤パプリカなどです。

ショウガオール

生姜に含まれるショウガオールという成分には、体を温める作用があります。これを取ることで、入浴と同じく、体表面から熱が放出され、脳の温度、深部体温が下がることで寝つきを良くする効果が期待できます。

タンパク質

疲労回復にはタンパク質がいいのですが、肉類などでも脂肪分が多いものになると、消化に時間がかかるので睡眠の質を上げるためにはマイナスに作用してしまうことがあります。したがって、脂肪分の少ないもの、魚類、卵類、大豆製品が好ましいですね。

アメリカ人の中には朝からステーキを食べる人もいるそうで、日本人から見ると重たいものを朝から食べているように思いますが、タンパク質から必須アミノ酸であるトリプトファンをしっかり摂ることで、夜に向けてメラトニンになりやすい栄養を取りつつ、朝だから脂肪が多くても活動期に消化できるということで、理にかなっているという話を聞き、納得したことがあります。
揚げ物などの脂肪分の多いものは、さらに消化に時間がかかるので、先ほどお話ししましたように、寝る前3時間くらいまでには済ませておきたいところです。

トリプトファン

国際アミノ酸科学協会（ICAAS）では、トリプトファンが不足すると活性が減り、季節性情動障害のような気分が落ち込んだり、不安になったり、炭水化物を食べたいという気持ち（炭水化物渇望）が強まるといったことが述べられています。たとえば、朝ごはんを抜くなどしてトリプトファンの摂取が十分なされない習慣が続くと、脳内のセロトニンが作れませんから、ストレスフルな状態になってくるということです。

また、トリプトファンはビタミンB_3の生産に不可欠です。ビタミンB_3は特に皮膚に対して作用するもので、紫外線による老化を抑制したり、DNAの修復など全身の発がんを防いだりする作用を持っています。

ただ、トリプトファンはたくさん摂ったからといって、メラトニンが急激に増えるわけではありません。秋田大学の三島和夫教授は、セロトニンをメラトニンに変えるときの酵素は、他の作用も含めて普段からめいっぱい働いており、セロトニンからメラトニンへの変換だけに融通する余裕はなく、トリプトファンを多く摂取しても、メラトニンが急激に増えるわけではないと述べています。

眠りに効果的な成分が含まれる果物や食べ物がいろいろ言われているけれども、実際それだけで効果を発揮するにはダンプカー一台ぶんくらい食べないとだめで、仮にそれだけ大量に取ったとしても、そのほとんどは利用されずに排泄されてしまうと訴えています。

良い眠りのためには、バランスよく野菜や肉、炭水化物などを食べることが望ましいでしょう。

寝る3時間前の運動で熟睡へ

日中は、適度に活発に動いた方が眠りの質を高めることが実験でわかっています。前述の『睡眠環境学』では、睡眠の質が高められる運動の程度や実行時間について考察されています。

それを参考にすると、適切な運動は、「最大酸素消費量の約半分」だそうです。最大酸素消費量というのは、めいっぱい運動して、これ以上動けないというような状態を指します。この半分くらい、つまり、ちょっと汗をかくくらいで、長く続けられるような強度がいいといわれています。

時間については、寝る3時間前くらいに、1時間程度がおすすめです。高齢者の場合は、夕方など早めの時間に30分ほど散歩をするなどでも結構です。

こうした運動をすることによって寝つきを良くしたり、眠りの質を高めたりしやすくなり、中途覚醒も減って熟眠感が得られやすくなります。その結果、翌日の活動性が高くなり好循環が得られるようになります。

ただし、過度な運動は逆に寝つきを悪くしますので、適度な運動を心がけましょう。

30分以内の「昼寝」で、疲れがスッキリ取れる

昼間の活動中にどうしても眠気が襲ってきた場合、頭がぼんやりしたまま長時間我慢するよりも、短時間の昼寝や仮眠をとることをお勧めします。

仮眠の効果については、次章で詳しくお話ししますが、夜の睡眠に支障がないような上手な昼寝・仮眠のポイントとして、以下があります。

・15時までに30分以内でとる

・横にならない。座ったままの状態で机に伏せるか、ソファーにかける姿勢で

・起きられない人は、アラームをセットする

かつては、職場で寝るなど、はばかられる雰囲気もありましたが、最近ではＧｏｏｇｌｅ、ＮＡＳＡ、Ａｍａｚｏｎなど、米国の大手企業を中心に、パワーナップ（積極的仮眠）というものを意識しているそうです。従業員に積極的に仮眠・昼寝の時間をとらせることによって、その後の仕事の効率を上げ、同時にミス、エラーを削減することが狙いです。

ＰＨＩＬＩＰＳ社のホームページでは、パワーナップがもたらすメリットとして、次の５つをあげています。

- 疲れがスッキリとれる
- 判断力・理解力・集中力が上がる
- やる気がアップする
- 自由な発想が生まれやすくなる
- 作業効率が上がる

同社のホームページではパワーナップの方法に加えて、カフェインの使い方について紹介しています。コーヒーなどのカフェインを摂ってから短い昼寝をすることで、昼寝の後にカフェインの効き目が得られ、昼寝の後の眠気がより軽減するそうです。

「睡眠日誌」をつけよう

当院では、睡眠外来を受診される前に、２週間以上睡眠日誌を記録していただくことをお願いしています。睡眠日誌から睡眠不足の有無や寝だめを確認したり、治療・指導した後の症状の変化についてチェックします。患者さんの睡眠状態を把握するために、大きなウェイトを占めています。

睡眠日誌のつけかたはとても簡単で、実際に寝た時間を黒く塗りつぶし、寝つくまでに何分かかったか、朝起きた気分がどうだったかなどをメモします。

睡眠日誌をつけることにより、毎日の睡眠時間がわかるだけでなく、生活リズムが乱れていたり、睡眠時間がバラバラだったりということが可視化できます。また、昼寝をしている人は、何時頃にどれくらいの昼寝をしているのかも見えてきます。遅い時間に長い昼寝をとっていると、「ああ、これは長い昼寝をとっているから夜眠くならないのだな」ということもわかりますので、正しい昼寝を心がけるなど、行動の改善につながります。

後述しますが、「睡眠負債」のある人の特徴として、平日と休日の睡眠時間が2時間以上開いていることが多くあります。休日の睡眠時間が平日に比べて2時間以上長くなっているのは、平日に睡眠負債を溜めているサインです。

このような場合は、平日に寝る時間を増やす方法を模索することになります。会社勤めや学校に通っている方の場合、平日は朝起きる時間が決まっているでしょうから、寝る時間をなるべく前倒しするよう工夫することになります。

夜10時に寝て朝6時に起きているのが一般的にいい眠りだとすると、若い人は夜更

睡眠日誌のつけ方例

(※睡眠時間がバラバラになっておりひと目で睡眠不足になっていることがわかります)

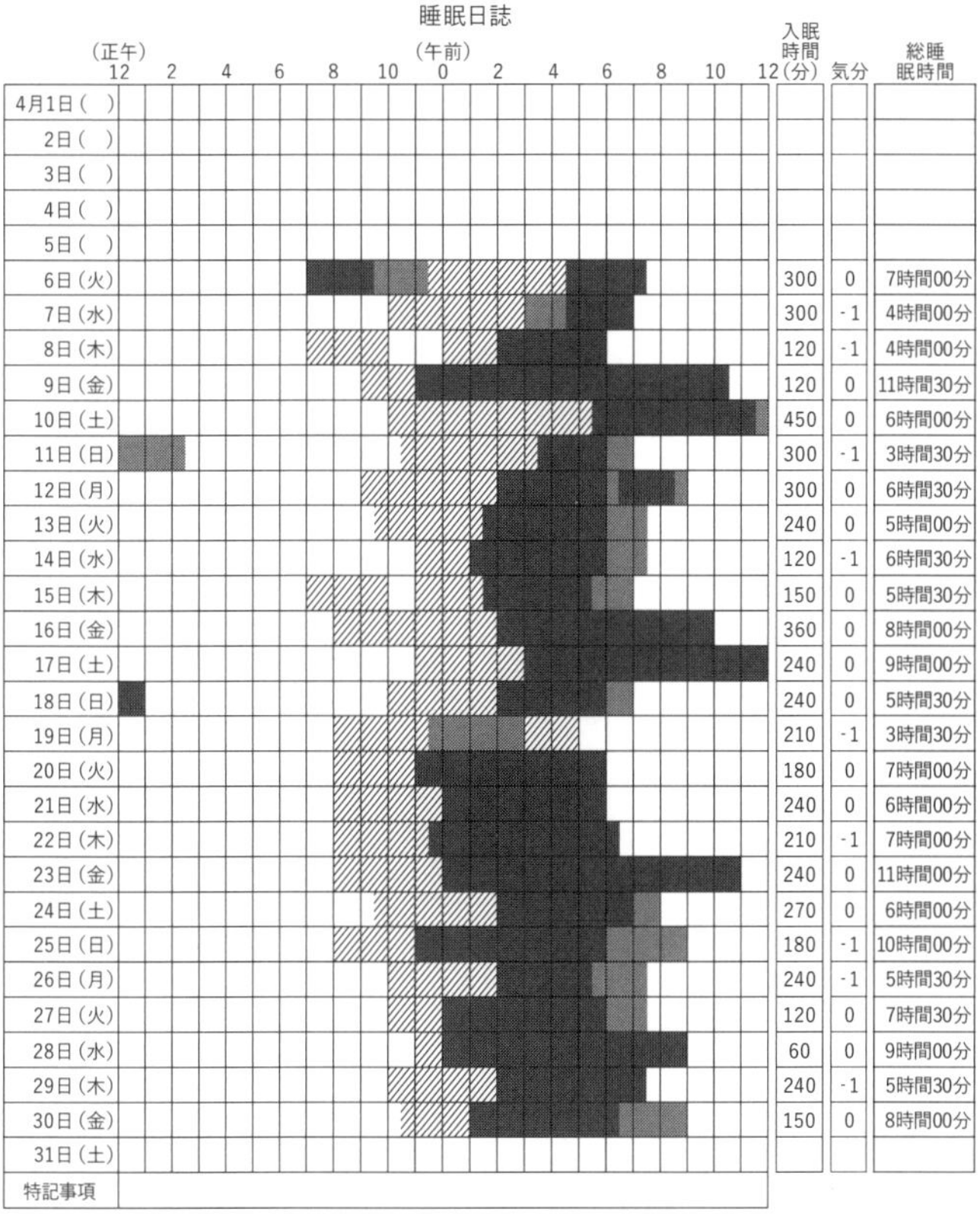

日付	入眠時間(分)	気分	総睡眠時間
4月1日( )			
2日( )			
3日( )			
4日( )			
5日( )			
6日(火)	300	0	7時間00分
7日(水)	300	-1	4時間00分
8日(木)	120	-1	4時間00分
9日(金)	120	0	11時間30分
10日(土)	450	0	6時間00分
11日(日)	300	-1	3時間30分
12日(月)	300	0	6時間30分
13日(火)	240	0	5時間00分
14日(水)	120	-1	6時間30分
15日(木)	150	0	5時間30分
16日(金)	360	0	8時間00分
17日(土)	240	0	9時間00分
18日(日)	240	0	5時間30分
19日(月)	210	-1	3時間30分
20日(火)	180	0	7時間00分
21日(水)	240	0	6時間00分
22日(木)	210	-1	7時間00分
23日(金)	240	0	11時間00分
24日(土)	270	0	6時間00分
25日(日)	180	-1	10時間00分
26日(月)	240	-1	5時間30分
27日(火)	120	0	7時間30分
28日(水)	60	0	9時間00分
29日(木)	240	-1	5時間30分
30日(金)	150	0	8時間00分
31日(土)			

眠りの状態　■ぐっすり眠った　■うとうとしていた　▨眠らず床についていた　□床についていなかった

入眠時間(分)　寝床についてから眠るまでにかかった時間(単位は分で記入)

気分の状態　(+2)絶好調　(+1)好調　(0)普通　(-1)少し悪い　(-2)ひどく悪い

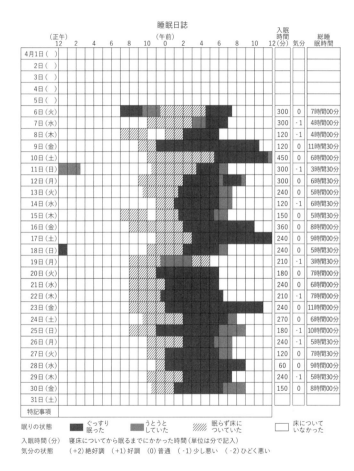

かし傾向、つまり遅寝遅起きになりがちです。これを睡眠相の後退といいます。反対に高齢になってくると、早い時間に寝て、非常に早い時間に起きてしまうようになりがちです。これを睡眠相の前進といいます。

また、シフトワークがある人は、日勤があったり夜勤があったりと、体内時計が常にシフトしていますので、これを「社会的時差」（ソーシャルジェットラグ）といいます。これでは体内時計が一定しないので、常にスッキリしない、だるい、などといった訴えが続くことがあります。

コラム

「眠らない東京」計画がもし実現していたら……

かつて、猪瀬直樹氏が東京都知事だったころ（2012～13年）、経済の活性化を目的として「眠らない東京」という都市の24時間化計画を進め、都営バスや地下鉄の24時間運行などを検討していた時期がありました。

当時これを聞いたとき、そんなことをしたら体調不良者が続出してしまうという危惧を覚えました。もし24時間社会にしてしまうと、必然的にシフトでの勤務が増えます。睡眠の世界では、シフトバック、つまり寝る時間が後にずれ込む形が最も悪いとされています。やはり人間は同じ時間に寝て、同じ時間に起きるというのが一番良く、それをずらしてしまうことは体内時計のズレを引き起こしてしまいます。

私が睡眠衛生指導をしている患者さんの中にも、寝る時間や起きる時間が毎日バラバラで、生活リズムが非常に乱れている方が多くいらっしゃいます。その乱れって、まるで世界中を飛び回っているビジネスマンが、今日は日本、明日はタイ、明後日はインドで、またその翌日、日本に戻ってきた……という生活をしているようなものです（実際はちゃんとお休みも取られていると思いますが）。この寝ている時間のバラツキを「時差」として想像してみると、とても身体がついていかないと思いませんか？　とお伝えすることがあります。そうすると、「ああ、確かに大変そう」と、睡眠時間の乱れは良くないことだなとイメージしていただけることがあります。

「眠らない東京」構想は消え、昨今では働き方改革が叫ばれるようになってきました。もしもあの構想が実現して、東京中にシフトワークが広がっていたとしたら、ホルモンバランスや自律神経を崩し、体調を壊し、肥満に陥る人が非常に増えていたのではないでしょうか。

第 4 章

人はなぜ
人生の3分の１も
眠るのか

なぜ人は日が昇ると起きて、暗くなると眠るのか

太古から人類は、日が昇ったら起きて、暗くなったら寝る、それを繰り返してきました。誰かがルールを決めたわけでもなく、人体にはそれに適応する仕組みがあります。

そもそも人間が眠くなる仕組みは、ホメオスターシス（恒常性維持機能）と体内時計（生体時計機能）という、２つのメカニズムによって構成されています。

人間が１日活動して、体や脳に疲労が蓄積することで、睡眠物質が溜まります。これを「睡眠圧が高まる」という言い方をします。この睡眠圧が高まって眠くなるというのが、ホメオスターシスという機能です。寝る、起きるという大雑把な時計の機能といえます。

もう一つが、体内時計です。人の体は約25時間の周期を1日とする体内時計を持っています。これを「サーカディアンリズム」といいますが、地球の自転による1日は約24時間です。したがって、そのまま進んでしまうと、地球の自転による1日とは徐々にずれが生じてしまいます。これを毎日同じ時間にリセットするのが体内時計の役割です。

このリセットに大きく寄与しているのが光です。朝起きて光が目に入ると、体内時計は、電波時計のようにずれをリセットするのです。かなり正確に時間感覚を戻してくれる時計機能です。

さて、サーカディアンリズムをもう一段階細かく分けると、実は人間が目覚めたり眠くなったりする周期は、約12時間周期で回っています。よくある、昼食後～午後2時ごろに眠くなるという現象は、このタイミングに当てはまるからで、この時間に眠くなることは病気でもなんでもありません。3章で述べましたが、昼寝を少し取り、この時間に浅い眠りを入れることを私がおすすめするのは、この仕組みにならっています。

　眠気のもとになるのは、「メラトニン」というホルモンです。メラトニンは起床後15～16時間、つまり晩になると増え始め、徐々に眠気を増していき、夜中にピークを迎え、朝になるとともに減少していきます。

　一方、朝になって目が光を感知すると、脳の視交叉上核という場所が、それまで出していた「メラトニンを出しなさい」という指令を「朝だからもう出さなくてもいいよ」と、ストップをかけます。

　日中、人間は活動的になります。こ

人間の体内時計のしくみ

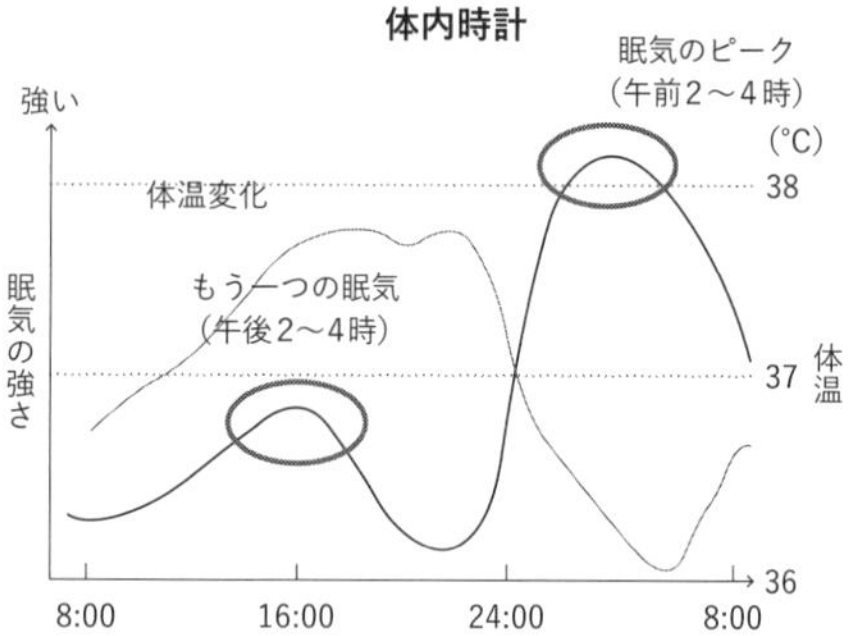

人間の体内時計は**約25時間**くらい
（概日リズム：サーカディアンリズム）
➡
朝の光によって
24時間に**調整**されている

（Lavie P.他1985より改変）

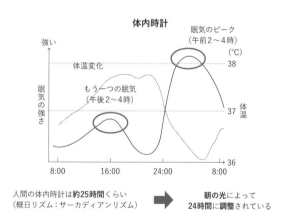

こでは、やる気や幸福を感じる「セロトニン」というホルモンが出ることで、活発に活動できるようになります。そして、日が暮れると、このセロトニンがメラトニンに変換されはじめ、「そろそろ寝る準備だよ」ということでメラトニンの量が増えていく、というのが、人が眠くなる仕組みです。こうしたサイクルで一日が繰り返されます。

体内時計のシステムと活動よって眠気を誘う睡眠圧のしくみ、この2つの要素により、人間の体は「寝る」「起きる」がコントロールされていて、この仕組みは、〝two process model〟と呼ばれています。

メラトニンはどうやって増やす？

眠りをいざなうためのメラトニンは、日中分泌されたセロトニンが変化することで増えていきます。したがって、十分なセロトニンが分泌されていないと、メラトニンも減ってしまいます。

セロトニンは脳内で分泌されますが、原料は食べ物からしか取ることができません。トリプトファンという必須アミノ酸がその原料となります。トリプトファンを食事で摂取することによって、セロトニンが増え、これが夜になるとメラトニンに変わります。朝ごはんをしっかり食べる必要があるのはそのためです。

昔から親しまれている定番の朝食メニューであるトースト、ベーコンエッグ、乳製品、バナナなど、和食だったらご飯、味噌汁、納豆、焼き魚などを取ることで、十分なトリプトファンを摂取することができます。

レム睡眠とノンレム睡眠、2つの睡眠の違いとは

眠っている間、私たちの脳の中ではどのようなことが起こっているのでしょうか。

睡眠は、「レム睡眠」と「ノンレム睡眠」の2種類に大別されます。これが交互に出現して一晩の睡眠となります。レム、ノンレムの1セットは睡眠周期と呼ばれ、1回の睡眠周期は約90分で構成されています。レム睡眠とは、Rapid Eye Movementの頭文字をとったもので、日本語では「急速眼球運動」という意味になります。レム睡眠のあいだは眼球が動いており、夢を見ている眠りの状態を指します。

反対に、ノンレム睡眠はレムではない睡眠を意味しますので、夢を見ていない眠りの状態を指します。

理想的な眠りでは、各睡眠周期におけるノンレム睡眠は、前半は深く、入眠後3時

間ほどの間に出現し、その後は朝に向かって徐々に浅いノンレム睡眠へとなっていきます。

　目覚めに近くなると、レム睡眠の時間の割合が長くなります。よく夢を見ながら、目が覚めるということを経験するかと思いますが、これは、明け方、レム睡眠の時間の割合の方が多くなっているからです。朝になったら起きなくてはなりませんから、眠りとして浅く不安定なレム睡眠の方が起きやすいため、その出現の割合が多くなる仕組みになっているのです。

　もしも目覚める直前にぐっすりと深

レム睡眠、ノンレム睡眠をくり返す睡眠周期

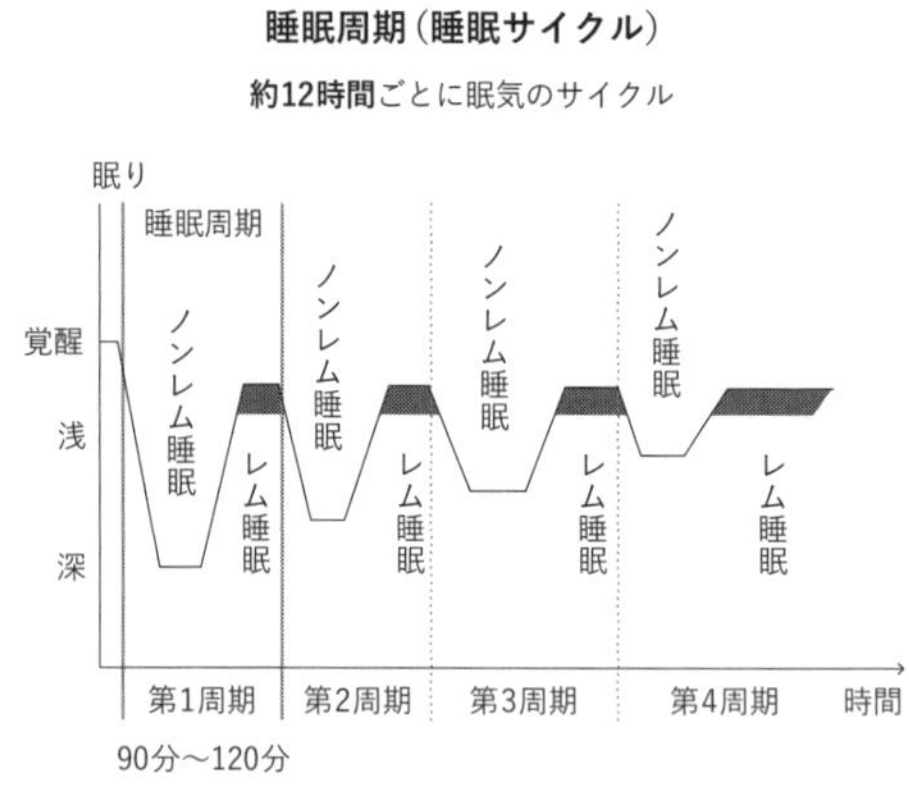

いノンレム睡眠が出現すると、ぐったりして起きるのがとてもつらい状態になります。

睡眠負債がある人や、無呼吸の人を当院で検査すると、この深いノンレム睡眠が明け方に出現している人がしばしばいらっしゃいます。

検査を始めて５〜６時間以降にノンレム睡眠が混ざってくる人というのは相当睡眠負債をかかえており、普段寝ていないことが連想されます。

深いノンレム睡眠は、寝入りばながカギ

深いノンレム睡眠の時間は、パソコンにたとえると、脳をオフライン状態にして休息している時間帯になります。

前述の通り、質の良い睡眠には、この最初の3時間に起こるノンレム睡眠が重要になります。つまり1回目、2回目の睡眠周期で深い眠りを実現することが必要なのです。この深い眠りとなることがすなわち良い眠りといえます。このノンレム睡眠のときに、1日に分泌される成長ホルモンの約9割が分泌されるからです。

寝る子は育つ、ということわざがありますが、子どもの場合であればこの時間で脳が発達しますし、3章で述べたグリンファティックシステムが効果的に起こるのもこのタイミングです。

この間に成長ホルモンを出すことによって肌の細胞の活性化が起こります。一日のお化粧や日光で傷ついた肌を細胞レベルで再生させたり、化粧水でのリカバリーが効いたりするのは、この時間に分泌される成長ホルモンが大きく作用しているからです。これが、「お肌のゴールデンタイム」といわれるゆえんです。

夕飯を食べてから少し晩酌して、そのまま寝てしまったとか、こたつで数時間うたた寝して、そこから布団に入って寝るといった場合には、この深いノンレム睡眠が欠如してしまうことになります。

前出のＣＰＡＰを、うたた寝して目が覚めてから装着して就寝するという生活をしている人がいますが、同じ３時間でも前半の３時間使用することと明け方の３時間使用することは、効果が全く違ってきますので注意が必要です。

レム睡眠で記憶の整理をする

レム睡眠は、明け方に向けてその割合は長くなっていきます。この間は、交感神経が活性化しています。なのでかなり不安定な眠りであるといえます。

このような眠りがなぜ必要なのか、レム睡眠についての仕組みや働き方には、まだわからないこともたくさんあるのですが、どうやら、その日1日あったことの情報の整理をして、大脳のメモリに移すという役割を実行していることが分かってきました。

1日に起きた出来事は短期記憶として海馬という場所に一時保存されます。イメージとしてはUSBメモリに保存する感じです。レム睡眠の時にこの記憶情報を必要・不要の取捨選択がなされ、必要な記憶を大脳皮質に移行させます。まるでハードディスクにデータを移すような作業で、これにより学習や運動の記憶が固定されます。

よく一晩寝たら嫌なことを忘れるという人がいますが、これはこの場所（海馬）で自分にとって必要のない情報を削除することが上手にできているのでしょう。

一晩の睡眠をポリグラフで確認してみると……

当院では、睡眠の詳しい検査として、院内に一晩泊ってもらって実施する「終夜睡眠ポリグラフ検査」（ＰＳＧ検査：Polysomnography）という検査を行っています。センサーを装着した状態で一晩寝てもらい、脳波や目の動き、筋電図、呼吸、心電図、いびき、無呼吸、血中の酸素の取り込み具合や体位、体動などを記録し、睡眠の深さやリズム、状態を調べる検査です。

この後に述べる慢性的な睡眠不足、すなわち睡眠負債を抱える方と、ほぼ正常な眠りの人の結果を図で比べてみると、正常な人は、寝てから3時間くらいまでに深いノンレム睡眠が出て、明け方へ向かって後半は浅いノンレム睡眠へとなっています。また、最初のレム睡眠は入眠後90分を過ぎたあたりに認められ、その後のノンレム睡眠とレム睡眠による1セットの睡眠周期起も安定的にみられます。そして、睡眠周期におけるレム睡眠の割合が明け方になるほど増していき、起きやすい状態に眠りが変化していることがみてとれます。

一方、睡眠負債を抱えている人は、眠りのリズムが不規則で、明け方になっても深いノンレム睡眠を認めています（次ページの図）。もし、この時間に目覚ましが鳴ったとしても、深いノンレム睡眠のタイミングとぶつかってしまい、なかなか起きづらいことでしょう。また、レム睡眠も前半欠如しており、睡眠周期にも乱れを生じていることがみてとれます。

そのほか、無呼吸がひどくなると脳波上、眠りが分断されるため、目を覚まさない状態であっても寝続けることができません。とてもひどい人は、まるでキャベツの千切りのように眠りが細かく分断されてしまいます。見ているこちらが思わず「苦しそう」と思ってしまうほどです。そのような状態もＰＳＧ検査で確認することができます。そして、無呼吸により深いノンレム睡眠が得られず、睡眠周期も乱れることから、レム睡眠が欠如したりなど、熟眠を得ることができません。

このようにＰＳＧ検査は睡眠の質や量、呼吸の状態などを調べることにより、無呼吸をはじめとした睡眠の診断を目的に行います。

ちなみに、日本睡眠学会では、「日本睡眠学会専門医療機関」の認定をしており、国内には１０８の施設が睡眠に関する認定を受けています。当院もその1施設として、皆さんの眠りの問題に関わらせていただいております。

※日本睡眠学会ホームページ　https://jssr.jp/

キャプション

ほぼ正常な人の眠り

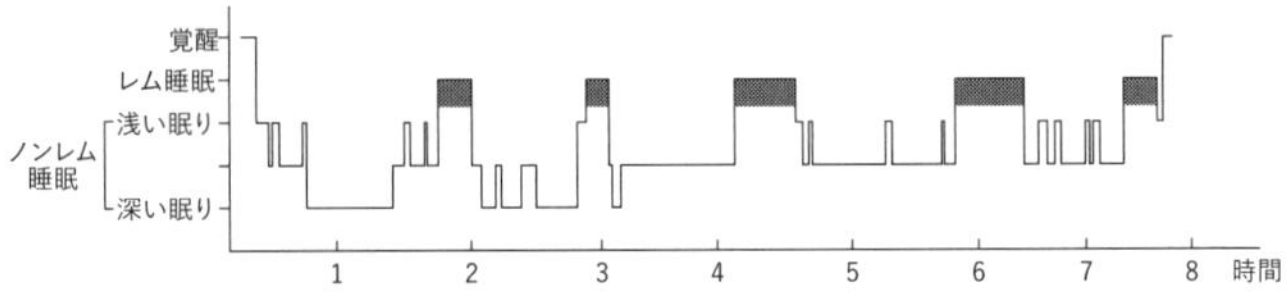

睡眠負債を抱える人の眠り

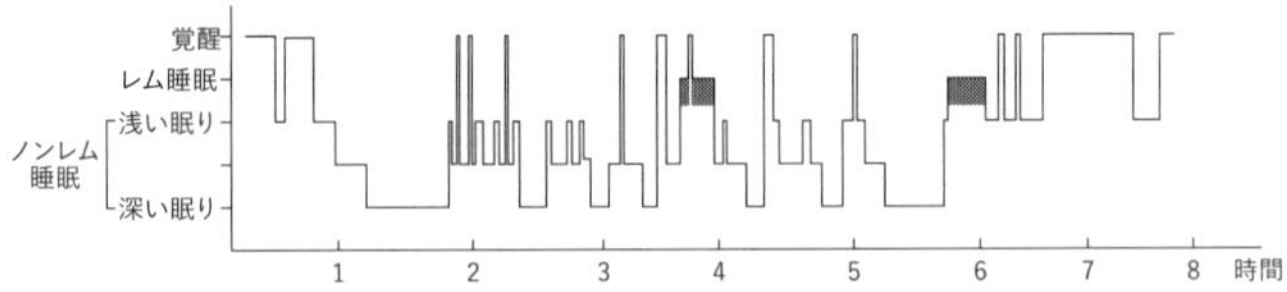

睡眠不足の原因は年代によって違う

睡眠不足の原因は、生活環境の違いとともに、年代によっても異なってきます。大きな傾向としては、次のようなことがいえると思います。

赤ちゃん〜幼児

赤ちゃんから幼児期は、育てる親の生活パターンや行動パターンに影響されることが少なくありません。

現在、共稼ぎのご家庭も少なくないでしょうから、保育園に通っているお子さんも多いと思います。親の帰りが遅くなれば、当然子供の寝る時間も遅くなります。たとえば３歳の女の子であれば、本当ならば7時〜8時に寝てもいいところですが、9時〜10時になってしまうということは珍しくありません。

ある認知症と睡眠に関する研究会で、聴講者から「認知症予防について、何歳ごろから取り組んだらいいでしょうか?」という質問が出たことがあります。

この質問の答えとして、ある大学教授は「(睡眠への意識や習慣を考えると)幼少期からです」と答えていました。幼少期の睡眠は脳の発達、そのほか身体全体の成長要因にもなり大切です。

小学生～中学生

小学校低学年までは、睡眠不足がクローズアップされることはあまりありませんが、この年代では、子どものいびきや息が止まっているのではないかと心配して来院される方は少なくありません。

小学校高学年から中学生になると、自分のスマートフォンを持つようになって、夜ふかしをして睡眠不足になってしまい、起床困難になることもしばしば見られるようになります。「学校に行っても眠い」「朝起きられない」という声が聞かれるようになります。

今後、ＧＩＧＡスクール構想※など、デジタル媒体へ触れることが加速されることにより、使用の低年齢化が進んでいくと、睡眠不足によって情緒不安定などの症状が出ることが増えていくのではないかと心配されます。また多動性などの病気についても関係しているのではないかといわれています。

※ＧＩＧＡスクール構想：全国の児童・生徒１人に１台のコンピューターと高速ネットワークを整備する文部科学省の取り組み

高校生

高校生についてもスマホの影響で睡眠不足になるという傾向は同じですが、小学校、中学校と比べて通学距離が長くなる傾向にあり、さらに部活動や学校行事のため早めに起床し、夜寝るのが遅くなるということが睡眠不足の要因になります。放課後は塾に通う生徒も多く、受験勉強で日常的な睡眠不足を起こしやすい年代といえます。

大学生〜社会人

大学生になると、高校のときとは違って自分で好きな授業を選択して、比較的自由に朝寝ができることもあって、遅寝・遅起き傾向になりがちです。20歳くらいまでは、寝る時間が次第に遅くなっていく、睡眠相後退になりがちな時期です。アルバイトなどで夜遅くまで働いて、昼近くに起きるという学生も少なくありません。

しかし社会人になると、急に朝早く起きなければならなくなります。早起きが習慣づかず、遅寝の習慣が残ったりすると、睡眠不足になり、会社で居眠りをして叱られて、受診を勧められるケースもこの年代には多いと思われます。

30代〜

20代後半から30代、それなりに社会経験を積む年代になると、個人の生活のライフスタイルの違いによって睡眠不足の原因は多岐にわたっていきます。まだ若いですが、このころから無呼吸の症状を訴える人も少しずつ増えてきます。

たとえば、学生時代は体育会系の部活動に所属してしっかり運動をしてきて、ごはんもよく食べていたけれど、卒業してからパッタリと運動をしなくなった。しかし食べる量は急に変えられない。自分でもわかっていながら、体重がどんどん増えて、気がつくと100キロを超え、睡眠時無呼吸症候群になって、昼の眠気に苦しめられている……というのは、典型的なパターンです。

小さなお子さんを育てている母親も睡眠不足になりがちです。祖父母と同居していたり実家が近かったりして、子育ての手助けを頼めればいいのですが、祖父母を頼れず、ほとんど一人で子育てする場合は、自身の寝る―起きるという生活リズムも崩さざるを得ないことも手伝って、慢性的な睡眠不足になりがちです。

50代〜高齢者

また、高齢になってくると、特に男性の場合が多いのですが、会社を定年退職し、自由な時間ができたはいいが何をしたらいいかわからないという方がいます。こういう方では、最近、夜中までネットサーフィンをして午前2〜3時に寝ているという方が増えてきました。

この年齢の方は好きな時間に起きられますし、若い時に感じていたような「寝ても眠い」という感覚は少なくなり、睡眠時間が多少短くても本人が苦に感じないというケースがあります。ここで睡眠負債が溜まってしまうと、当然認知症リスクが高まってしまいます。

ＣＰＡＰの治療に関して言うと、10年位前までは、70代以上のご高齢の方については無呼吸症候群の診断をしても、治療を希望される方は少なく、ＣＰＡＰ治療をあまり積極的に勧めていませんでした。なのでどうしてもやりたいという方に限って治療をしていました。

しかし昨今では、平均寿命が延び、80代になって無呼吸症候群と診断されてＣＰＡＰを希望される元気な方も増えてきました。治療について詳しく説明をして、ご希望がある場合は年齢にかかわらず、ＣＰＡＰ治療を積極的に勧めるようにしています。認知症の要因となる無呼吸を解消させるために、ＣＰＡＰ治療は有効です。

借金のように溜まっていく睡眠不足＝〝睡眠負債〟

脳や体をリフレッシュするために必要な睡眠時間は、一般的に7、8時間といわれることもありますが、実際には人それぞれ違います。6時間で充分だという人もいますし、10時間以上必要だという人もいます。前章でみたように、年齢年代によっても異なってきます。

問題なのは、現代のさまざまな社会環境により、多くの方々が自分にとって必要十分な睡眠を取りきれていない状況にあるということです。

十分な睡眠が取れずちょっとした睡眠不足が借金のごとく積み重なっていき、体にさまざまな変調をきたしていくことを「睡眠負債」といいます。最近メディアに登場することも多い言葉で、２０１７年の流行語大賞にもノミネートされましたから、ご存じの方も多いでしょう。

厚生労働省の2019年国民健康・栄養調査によると、日本人の1日の平均睡眠時間は6時間以上7時間未満の割合が最も多く、男性32・7％、女性36・2％となっています。

睡眠の質の状況については、日中に眠気を感じるという人が男性で32・3％、女性で36・9％。これは十分な睡眠がとれていないということを示唆しています。

世界的に見ても、日本は短眠国家であり、睡眠負債のリスクに常にさらされている状態だと私は危惧しています。

もしも「断眠」を継続したらどうなるのか

もしも、睡眠を全く取らなかったとしたら、人の身体はどのような影響を受けるのでしょうか。

有名な実験をご紹介します。アメリカのレヒトシャッフェンという研究者が1980～90年ごろに行ったもので、特殊なラットを用い、長期間断眠させた場合にどうなるかを観察したものです。

実験開始当初は、ラットの生活エネルギーは増し、食欲も増進しました。しかし徐々に毛艶が悪くなり、2週間で免疫不全を起こして、全て死亡してしまいました。

人間の場合にはこうした実験はありませんが、現存する最も近いであろう記録は、264時間寝なかったというアメリカの高校生、ランディ・ガードナーさんの記録です。

１９６４年、彼は冬休みを利用して、「眠らない記録」に挑戦したそうです。実験の後半の90時間にはスタンフォード大学の研究者、ウィリアム・デメント教授が彼と一緒に眠らずに立ち会っており、信憑性の高い記録としてよく引用されています。

実験では、３日目になって極端に記憶力が低下し、簡単な計算すら困難な状況になったそうです。日を追うごとに、幻覚、視力低下、誇大妄想なども現れたものの、身体に大きな変調はなかったそうです。

最終的にこの記録は達成され、ギネス記録にも認定されましたが、新たな挑戦者が現れると命の危険があるかもしれないということで、ギネスブックでは、断眠に関する記録は載せないこととなりました。ちなみにこの実験後、彼は15時間眠り続け、起きた後には身体に大きな支障は見られなかったということです。

人とラット、それぞれの睡眠にどう違いがあるのか明確ではありませんが、いずれにしても、睡眠を断つということによって、生命のリズムや脳のはたらきにさまざまな異変が起こされるということがいえるでしょう。

睡眠負債でどんどんマイナス思考に

睡眠不足により自律神経が乱れると、眠りの質も悪くなり、夜間の血圧や血糖のコントロールも悪くなります。また、免疫力の低下にもつながり、がんやアレルギー疾患などの発症リスクを高めることにもなりかねません。

スッキリしない目覚めが続けば、気持ちも沈みがちになり、日中を快活に過ごそうとするホルモンの分泌が減退したり自律神経が乱れたりします。これによって活動量も低下しがちになり、さらに不眠の原因になってしまいます。

学校の教師をしている人が、日中眠くて仕方がないといって相談に来たことがあります。毎日遅くまで仕事があって、３、４時間しか睡眠を取ることができないという状態でした。通勤には30分ぐらいかかるそうですが、強い眠気のため途中コンビニの駐車場に車を止めて仮眠をとりながら学校に行くこともあるとのことでした。昼間も眠いので、ぼんやりしながら作業をしているため、仕事の効率もなかなか上がらず、時間もかかるといいます。睡眠時間が不足している状態はなかなか解消されず、思いあまって受診したそうです。

「せめて土日は眠れないのですか?」と尋ねたところ、土日は部活動があるため平日よりさらに朝が早いとのこと。念のため、睡眠時無呼吸症候群の検査もしましたが、無呼吸ではありませんでした。

病気ではないので、今後いかに睡眠時間を作るかということを優先して考えればいいのですが、日中の思考もぼんやりとした状態で、きっと自分は無呼吸があるんだろうと思い込んで来院されたのです。

また、最近受診された中学3年生の男子が、睡眠負債の中に溺れているような状態でお母さんに連れられて来院したことがあります。

朝学校に来てから1時間目が始まるまで、まるで記憶がないとのことです。終日気分がスッキリせず、私から、「塾は週何日行くの?」とか、「一番眠いのは何時間目ころ？」などと簡単な質問をしても、お母さんの方を向き、すぐに答えられないような状態です。

よく聞いてみると、読書が好きで、読み始めると熱中して読み続けてしまうとのこと。こんな状態でも成績は中の下とのことでしたから、決して頭が悪いわけではないのだろうと思いました。精神疾患の有無は判断できませんが、受験生なのに夜、だらだらと時間を過ごしているというので、その点から指導を開始しました。

このように、睡眠不足からどんどんマイナス思考に傾いてしまい、それがエスカレートして、いずれうつになったり、心の病気を発症してしまったりするということは非常によくあることなのです。

あらゆる病気の引き金となる睡眠負債

睡眠負債の蓄積は、気分がスッキリしないばかりか、さまざまな疾病リスクにもつながります。

認知症

睡眠負債が蓄積されるということは、脳の中の疲労物質が排除されずに増えていくようなものです。長年にわたって蓄積されていくと、まさに脳の中は、ゴミ屋敷状態。それが神経にこびりついて情報の伝達障害を起こし、認知症につながるのです。

睡眠の世界では、睡眠負債が認知症の発症リスクを10年早めるとも言われています。

うつ

うつの患者さんに多くみられる症状に不眠があります。

うつ病の人には、幸せホルモンとも呼ばれる活動性を高めるセロトニンの量が少ないという特徴があります。当然、活動も少なくなり、幸福感が減退します。昼と夜のメリハリがつかないため、正常に眠気が催されません。

前章でみたように、セロトニンは眠気を催すメラトニンという物質の元となるもので、セロトニンの量が少なければメラトニンも増えません。

気分が落ち込むことによって活動性が下がり、活動性が下がることによって睡眠圧（眠くなる方向に作用する力）が下がってしまい、それによってまたセロトニンやメラトニンの分泌が低下し、不眠になりやすくなる……という悪循環になるのです。

また、睡眠時無呼吸症候群の人は、うつになるリスクが高いと昔からよく言われています。

卵とにわとりのようなもので、うつから無呼吸症候群になるのか、無呼吸症候群だからうつになるのかは解明されていませんが、眠りの中身が阻害されるから昼間に影響を及ぼし、うつにつながるのではないかと個人的には思っています。また、これらの方々は日中に眠気を訴えることがよくみられます。

高血圧・心疾患・脳梗塞

睡眠時無呼吸症候群の方の寝ているときの呼吸は、簡単にいうなら、息が止まって、ブハーッと呼吸を再開し、また息が止まって、ということを繰り返しています。いったん息が止まってから呼吸を再開するときに、血圧が２００近くにまで上がることもあります。それを３６５日、毎晩何回も繰り返すわけですから、血管に対するストレスもかなりのものです。その結果、動脈硬化が進み、高血圧になります。

このような状態になると、血管が傷つき、血栓を作りやすくなります。無呼吸の後の呼吸再開時に血圧は上がり、血栓がはがれ飛んでいくリスクとなります。そして、はがれた血栓が心臓に至れば狭心症や心筋梗塞になり、脳に至れば脳梗塞になります。

本来、安静時にはゆったりとした副交感神経が優位になるのですが、睡眠時無呼吸の人は、交感神経が活性化（交感神経活性）し、眠りが浅くなり、やがて高血圧につながるのです。

糖尿病・そのほか

夜中、寝ているときには、血糖値は徐々に下がっていかなければいけません。しかし、眠りが障害されると、本来下がってくるべき血糖値が下がらず、インスリンの働きが効きづらくなってしまいます。

睡眠負債によってがんになるリスクが高まる

睡眠は免疫機能を高めることも期待することができ、例えば接種したワクチンの効果（抗体価）を十分高める役割も果たしています。

また、がんは、日常絶え間なく行われている細胞分裂で起こるエラーの細胞です。細胞分裂のエラーは日常的に起こっていることですが、その多くは体内にある免疫系がこれを排除して綺麗にしているので、私たちはがんにならずに日常生活を送ることができています。免疫系が機能できなくなり、エラーを排除しきれなくなると、がんの発生にもつながるのです。

体には、正常な環境を保つためのさまざまな免疫システムがあります。それが十分な働きをしなければ、エラー細胞をそのまま見逃してしまいます。たとえると、ゴミ収集車が回収しなければいけないものを回収しないで放置するようなものです。そうなると、エラーを起こした細胞は増殖し、やがてがん化してしまいます。こういったエラーが睡眠負債により起こりやすくなる可能性を高めます。

そのほか、アレルギー疾患や、シェーグレン症候群※1、ＳＬＥ※2といった自己免疫疾患も引き起こしやすくなります。睡眠不足が病気そのものの原因となるよりは、病気の発生を抑える体の免疫機能が低下して、感染や病気の悪化を間接的に助けてしまう、といったところでしょうか。

※１：目の乾燥や、口の中の乾燥を主な症状とする指定難病
※２：全身性エリテマトーデスの略。皮膚や関節、腎臓、肺、中枢神経など全身のさまざまな場所に多彩な症状をきたす指定難病

睡眠負債は肥満につながる

代謝と睡眠時間の関係をみると、睡眠時間が短くなるほど基礎代謝は落ちてしまうということが実験からわかっています。

夜ふかしで睡眠時間が減ると、食欲を増すグレリンというホルモンが増え、やせる働きであるレプチンが減少します。レプチンは脂肪細胞から分泌されるホルモンで、食事により満腹感を感じると分泌されます。食欲が抑えられ、エネルギーの消費を亢進し、血糖値を抑えるインスリンの効果を高める作用があります。

一方グレリンは、胃から分泌される食欲を増すホルモンで、空腹でエネルギーを欲するときに分泌されます。睡眠時間が短いと、レプチンが低下し、グレリンが増加することがわかっています。飲んだ後の締めのラーメンを食べたくなる一つの要因はこのせいです。

レプチンとグレリンの増減を示す実験をご紹介します。

Spiegelらの報告によると、睡眠時間を4時間に制限し、二日後に改めてホルモンの状態を検査したものがあります。その間、好きなものをいつでも食べていいというルールでした。

その結果、食欲を抑制するはずのレプチンは減ってしまい、空腹感を増すグレリンが増えてしまいました。また、炭水化物や油物の多い食品を好んで取るようになったそうです。

さらに、血糖値を下げるためのインスリンの作用は悪くなっていました。また、寝不足になることで、生産性の低下、事故率の増大といったリスクも生みます。

このように、睡眠負債は代謝やさまざまな機能を低下させ、肥満傾向になりやすく、生活習慣病の発症リスクも高めます。ひいては死亡率にまで影響を及ぼすとされ、平均睡眠時間が7時間の人たちの死亡率を1とした場合、4時間以下と睡眠負債のあるグループの死亡率は1・6倍も高いという報告もあります。

寝不足でやせたという人は、単に疲労から短期的にはやせる、もしくはやつれるのかもしれませんが、これが常態化するといずれ肥満に傾いてしまうかもしれません。体質や環境にもよりますが、体への負担はかなり増えている危険なサインとして、注意をしたほうがいいでしょう。

コラム

職業による睡眠負債の傾向

近年は当院に来られる患者さんで、かつてのようなブラック企業と呼ばれる会社での過酷な勤務のため睡眠不足に陥っているという人は減ってきている印象です。

ただ職種的、業種的な理由で、どうしても睡眠不足にならざるを得ないような問題を抱えるケースがあるようです。

学校の先生

教師という職種が過酷な職業だというのはよく知られていますが、他の職種などと異なり、難しい面があるなあと私が感じるのは「昼寝」に関してです。

第3章でみたように、私は昼眠くなって活動が停滞してしまうよりは、短時間でもいいから仮眠・昼寝をして頭をスッキリさせてほしいと書きました。

民間の大企業を中心に、〝積極的昼寝〟というものを推奨している流れはありますが、学校の先生は、昼寝が取れません。「職員室で自分の机に突っ伏して寝ているようなところに、もしＰＴＡの誰かが来校されたら、『あの先生は居眠りしているじゃないか！』と言われてしまう」などと、難色を示されることがほとんどです。

これまで睡眠外来に来られた学校の先生の患者さんに、お昼寝を推奨してみましたが、１００％難しいと言われました。

また、仕事が終わるのも遅く、休日も部活動などがあって忙しいということで、業務の過酷さによる睡眠負債というものは常態的に残っているようです。

職業ドライバー

職業ドライバーの方は、どうしても運転する時間が不規則になりがちなので、睡眠も不安定になりがちです。これはバスや電車の運転手さんなどにも当てはまります。

当院にも周辺のバス会社の方は結構いらっしゃいますが、バスの運行シフトというのは何十種類もあって、運転シフトはかなりバラバラに入るそうです。私が「寝て、起きてのリズムを整えましょう」「タイムマネジメントをしましょう」と言っても、「シフトが入っていて無理です」と返されてしまいます。

最終便を運行する人は、電車ではそのまま駅に泊まり込み、次の日の早朝の運行に携わるというケースも少なくないそうです。帰宅される場合はさらに通勤時間も運転以外の時間に含まれてしまいますので、実質眠れる時間は限られてしまいます。片付けやバスは洗車をしなければならないこともあるようで、実際の睡眠時間は結構短くなってしまうことが多いようです。

運送業のドライバーに関しても聞いた話によると、荷物を取りにいくのに順番待ちをしなくてはいけない場合もあるようで、早く行って並び、運搬後に仮眠をとったあと、ふたたび荷物を積んで晩、帰路につく。そして翌朝また早起きして並ぶというサイクルになってしまう方もいるようです。このような睡眠負債を抱えている人もきっと多くいるのだろうと想像します。

警察官・消防士

警察官や消防士は、夜勤の時は24時間勤務になります。朝の8～9時に仕事に入って次の日の朝までは連続勤務で、何も起きなければ仮眠を取ることはできるそうですが、何か事故や事件があればただちに出動しなければなりません。

警察官のシフトも人によってすごくバラバラで、若い人ですと、夜勤して一日休んで、夜勤して休んで……という大変不規則な生活をしていることもあると聞きました。シフトを伺うと、よくこれで毎日元気に起きられているなあと思うことがあります。消防士さんの場合も、夜勤のときは24時間勤務になるので、それと近いところがあるでしょう。

睡眠時間の確保とともに、体の体内時計を整えるのが難しいだろうと思っています。

第 5 章

眠りについての
Q&A

本章では、睡眠に関する素朴な疑問や、よくある誤解について、お答えしていきたいと思います。

Q 理想的な睡眠時間は「8時間」なのでしょうか?

A 身体が必要とする睡眠時間は人により異なりますが、睡眠時間が短くなるほど、死亡率が高くなるという調査があります。

左ページの図は、睡眠時間と死亡率の関係を調査したグラフです。この調査では、最も死亡率の低い睡眠時間は7時間でした。睡眠時間が短くなるにつれ、死亡率は高まり、寝不足が健康に良くないことがうかがいしれます。

この傾向が見えるのは、どちらかというと若い人の場合だといえます。本来もっと寝ないといけないのに、普段から睡眠負債が溜まっていることによって、さまざまな病気の発症リスクが上がり、死亡率が上がっているものと考えられます。

半面、睡眠時間が長くなっても死亡率は高くなっていることがわかります。これについて解明はされてはいませんが、何らかの疾患により、布団に入っている時間の長い人や、不眠があり実際の睡眠時間ではなく床についている時間が長いだけの人も含まれている可能性があります。

このように、長時間睡眠と死亡率についてては不明な点がまだ多く残っていますが、少なくとも、睡眠時間が短くなるほど体には良くないというのが、

睡眠時間と死亡率の関係

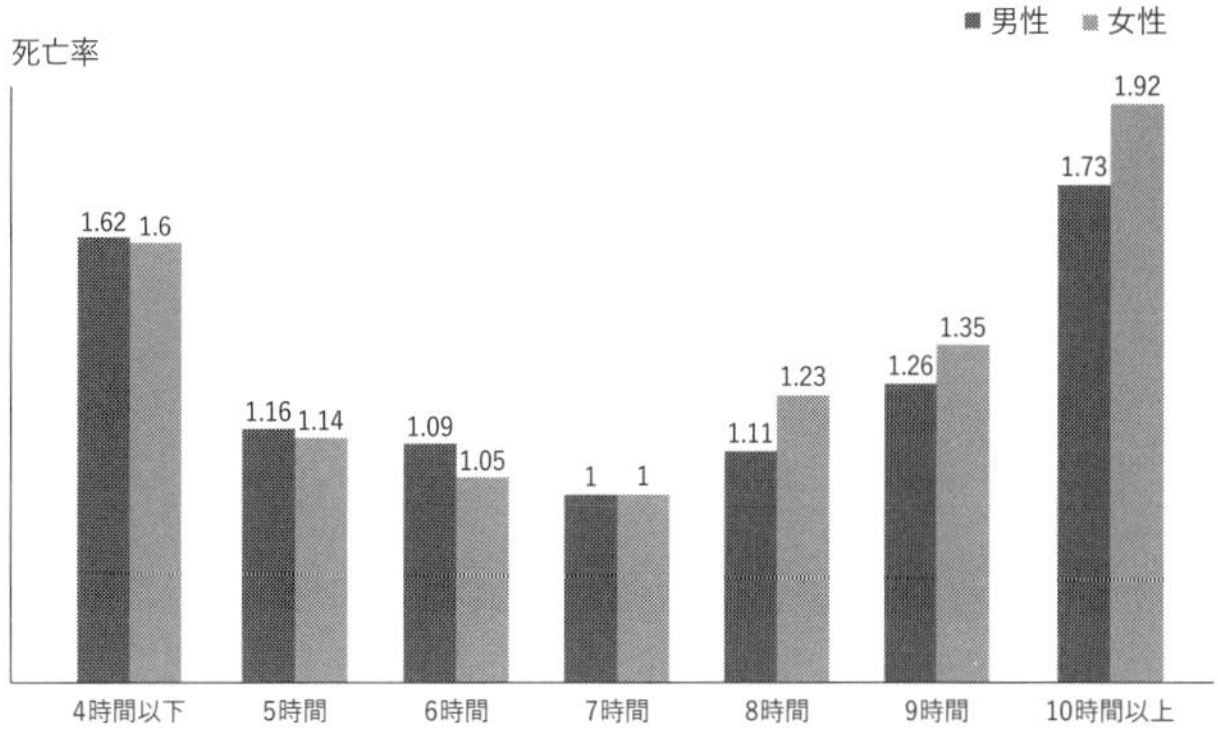

©JACC

この調査から言えると思います。

Q アルコールを寝る前に飲んで眠るといいですか？

A 質の良い睡眠をとるために寝る前のアルコールはおすすめできません。

ウイスキーコニサーの私がいうのもなんですが、寝酒は寝つきを良くするものの、眠りの中身は悪くしてしまいます。お酒は筋肉を緩めるので、いびきをかきやすくなり、無呼吸の状況を悪化させやすくするのです。

飲んだお酒が分解されてアセトアルデヒドになるころ（アセトアルデヒドが大量に体内に残ると二日酔いになります）、覚醒作用をもたらすため、妙な時間に目が覚めてしまうことになります。

また、お酒には利尿作用もあることから、トイレの回数が増え、眠りを分断してしまう可能性が高まります。

１日の疲れを癒すために寝酒が習慣となっている人は少なくないでしょうが、寝酒が日常的になってしまうと、だんだん同じ量では寝られなくなり、徐々に飲酒量が増えがちです。やがて飲まないと寝られない依存状態に陥る危険性があります。

適量は人それぞれでしょうが、一つの目安としては、代謝にかかる時間から換算して、寝る３時間前には飲み終えるのがのぞましいでしょう。

厚生労働省は、１日のお酒の適量の目安は「ビール中びん１本」「日本酒１合」「チューハイ（アルコール度数７％）３５０㎖缶１本」「ウイスキーダブル１杯（60㎖）」（厚生労働省　e-ヘルスネット）としています。個人的には飲酒量がそれ以内であっても、その日の疲労や体調により深夜にふと目覚めてしまい、その後で寝付けなくなることがあります。

私自身の実感としても、朝スッキリと気持ちよく目覚められた日は、前夜に飲酒をせずに寝たときのように思います。コロナの際には、外で飲む機会が減り、週末の夕方などは日が沈む前に飲み、寝るまでに時間を置くことでお酒も楽しみつつ、良い眠りも得られるようになったように思います。

ちなみにフランスの製薬会社が２０２０年に行った調査によると、日本人は５人に１人が不眠に悩んでおり、睡眠薬を処方されている人は８％ですが、30％の人が寝酒に頼っているそうです。

ナイトキャップが楽しみという方もいらっしゃるでしょうが、ぜひ、眠りの質を落としてしまわないお酒の付き合い方を心がけてほしいと思います。

Q 昼寝をすると夜眠れなくなるというのは本当ですか？

A 昼食後眠くなるのは自然なことで、昼寝のコツをおさえておくことで、夜眠れなくなることはありません。

体内時計において、サーカディアンリズムは約24時間周期ですが、さらに短いサイクルとして約12時間の周期があります。ちょうど昼食を取った後くらいの時間帯にあたります。「昼食後、眠くてしょうがない」という人は少なくないと思いますが、これは自然なこととこともいえます。

とはいえ、うとうとしながら仕事をするのもつらいでしょう。したがって私は、お昼ごはんのあとに短い昼寝を推奨しています。

昼寝をすることで夜眠れなくなるという人は、昼寝の取り方に少々問題があるのだと思います。そうならないようにするために、１３８ページでお伝えしたポイントに気をつけてお試しください。

昼寝は浅く、短時間で

夜、ぐっすり寝るためには体内時計と睡眠圧による疲労が必要なことはすでに述べた通りです。よって、昼寝は浅く短時間とることがポイントになります。

浅い眠りでも、眠気は十分解消されます。当院に来る患者さんも、多くの人は、問診票の「眠気」というところにチェックをつけるのですが、眠気が起こる時間帯を聞くと、お昼の後に眠いという方が大半です。

その時点で私は病的ではないと考え、睡眠衛生指導として、この昼寝のことを伝えて、お昼休みに短くていいので取ってもらうように促しています。昼寝を実践することで、だいたいの方は午後の眠気が軽くなったとか、中には眠気が取れたといった、変化を感じられます。

学生さんなど若い方なら10～15分程度で十分です。昼寝を取りすぎたり、15時以降に取ってしまうと、夜寝つけなくなったり、眠りが浅くなったりしてしまうので注意しましょう。

自力で起きられない人はアラームをセットする

昼寝をしても30分で起きられずに長く寝てしまうような方は、アラームを設定するといいでしょう。中高年の人や、比較的時間に余裕がある人にお伝えしたいことです。

主婦の方などですと、日中自宅で昼寝が長時間になってしまったり、15時以降に昼寝をとってしまう、その際に横になって布団に入ってしまう……といったことをしがちなので注意してください。
午後3時以降の昼寝や、布団に入って長い時間昼寝を取る方に睡眠日誌を付けてもらうと、晩に就寝時間が遅くなったり、睡眠時間がバラついたりしている様子をよく見かけます。晩の寝る―起きる、といった睡眠覚醒リズムを崩す原因が実は昼寝にあることも。昼寝は上手にとりましょう。

Q 夕食後に眠くなるのはなぜですか？

A 食事による血糖値の急激な上昇と、脳内物質のオレキシンが影響していると考えられています。

夕食後に限らず、食後に眠くなる理由としては、2つのことが考えられます。
まずは、血糖値の問題です。食事をすると体内の血糖値が上昇しますが、正常範囲を超え急激に上昇すると（専門用語で「血糖値スパイク」といいます）、「食後高血糖」の状態になります。これを抑えるため、体内では大量のインスリンが分泌され、反動で一気に血糖値が下がります。こういった食後の血糖値が急上昇したり、急低下したりすることで強い眠気やだるさを感じるのだろうといわれています。

脳内物質オレキシンが満たされ覚醒作用が減退

もう一つは、視床下部外側野という場所で生成される神経伝達物質：脳内物質の一つである「オレキシン」の存在です。オレキシンは、筑波大学の櫻井武教授が1998年に発見した覚醒を維持する物質です。

オレキシンの働きについて簡単に説明しておきましょう。

起きる、寝るという作用は、脳の覚醒と睡眠によって調整されますが、そこに関係する神経伝達物質には「GABA作動性ニューロン」、「モノアミン作動性ニューロン」、「コリン作動性ニューロン」の3つの系統があります。

このうち、GABA作動性ニューロンは脳を休息させる、すなわち睡眠状態をもたらす作用に働き、モノアミン作動性ニューロン（ノルアドレナリン、セロトニン、ヒスタミン）とコリン作動性ニューロン（アセチルコリン）は脳の覚醒をもたらす作用に働きます。

オレキシンは、このモノアミン作動性ニューロンやコリン作動性ニューロンの作用を維持することで、日中覚醒（起きている状態）を維持することに作用しているといわれています。

オレキシンという物質が最初に発見されたとき、眠りに関しての物質ではなく、食欲を増すために作用する神経伝達物質だということで発見されたそうです。その後の研究で、どうやら睡眠時の覚醒の維持にオレキシンが重要な役割を果たしているらしいということがわかってきました。

このようにオレキシンは食欲を増す作用がありますから、満腹になればオレキシンの分泌量は減少します。その結果眠くなるのではないかとも考えられています。

食後眠くなる理由として、こうしたメカニズムも作用しているのではないかとみられています。

Q 目覚まし時計の上手な使い方を教えてください

A アラームの鳴る時刻を複数設定し、時間差で鳴らすのがおすすめです。

どうしても朝が苦手だ！　という方には、複数の目覚まし時計を同時にセットしたり、設定の音量を上げたりするよりも、アラームの鳴る時刻をずらして、時間差で何回か鳴らすのがおすすめです。

睡眠負債を抱えている人など、睡眠のリズムが乱れてしまっている場合、明け方に深いノンレム睡眠が出てしまうこともあります。そうした場合、いくらアラームが鳴っても、スヌーズ機能にしても、起きられないといったこともあるでしょう。

寝始めて6時間後に目覚ましをセットして、そのときに深いノンレム睡眠だった場合、かなり起きづらいはずです。しかし、その20分後にもう一回目覚ましがなるようにセットしておけば、レム睡眠に移って、起きやすくなるかもしれません。

時間差で眠りのステージが変わることで、起きやすくなる可能性を高めるということです。ですから、睡眠負債が溜まっている方は、スヌーズ機能を使うよりも20分程度の間をあけてアラームをセットした方がいいでしょう。

そもそも、目覚まし時計をいっぱいセットしなければならない人には、睡眠負債を溜めている状態の人が多いと思います。

たとえば、7～8時間といった、一般的には足りていそうな睡眠時間なのに、それでも起きられないという場合には、その人にとってまだ不十分な睡眠時間なのかもしれませんし、その要因が寝室の明るさやスマホ操作、ソファーで寝ているなど環境の要因によるものかもしれません。

また、「明日あれをしなければ」「これについてはどうしよう」……などと、布団に入った後で考えごとをして寝つきが悪くなってしまった結果、起床時間になってもだるくて起きづらいのかもしれません。

まれですが、体質的に10時間以上寝ないとその人の体が満たされないような長時間睡眠者（ロングスリーパー）といわれる人もいます。

Q 眠れないとき、目をつぶっていると疲れは取れますか？

A 眠れないときに布団に入って目を閉じていると、かえって眠れないことがストレスになってしまう場合もあります。

子どものころ、なかなか眠ることができないときに、親から「目をつむっていれば疲れは取れるから」というようなことを言われたことがある人もいるのではないでしょうか。残念ながら、眠れないときに布団に入ってただ目を閉じていればいいというのは間違いです。

目の休息になる面はありますが、眠れないのに寝床に固執してしまうと、逆に眠れないことがストレスとなり、不眠症につながりかねません。

ただし、これまで述べているように、人の身体には体内時計があり、約24時間が昼夜とリンクし、その約半分の12時間でも軽い眠気は生じます。また、さらに言えば、

2〜3時間ごとにも眠気はわずかながら感じており、疲労などとも関わっているため、休憩として目をつぶるのはよいと思います。

布団に入っている時間の睡眠の質を上げるという観点で、私は年代別の方にそれぞれ違う指導をしています。

高齢者の方は早く目覚めてしまっても気にしないで

高齢者の場合は、早い時間に眠くなる睡眠相の前進により、早寝をして、真夜中に変に目が覚めてしまうことがあります。一方、若い人は、夜ふかしをするので睡眠相が後退します。

また、高齢の方は、決まった時間になったら布団に入るという方が多くいらっしゃいます。体は全然眠くないのに、時間だからということで布団に入るので、結局眠れず、眠るのに1時間かかる、日によっては2時間かかるという悩みを聞きます。

睡眠相は前進していたとしても、昼間の活動量が少なかったりすると、体が寝たいと思ってないのに、布団に入っても眠れるわけがありません。このとき、目をつぶっていても疲れは取れず、逆に不眠を引き起こしてしまいます。それが毎日繰り返されることにより無意識のうちに、「今日も私は寝られないかもしれない」という自己暗示をかけたような状態になってしまい、結果的に不眠症に陥ってしまいます。

眠くなるタイミングで床に入ってもらうのがいいでしょう。例えば、どうしても朝6時に起きたい、など起床時間を中心に考えたいときは、就寝時間を遅くしていただくことをおすすめします。次章でも呈示しますが、高齢者では「睡眠時間は○時間以上でなければいけない！」ですとか、「△時に起きたい！」という先入観にとらわれてしまうことがよくあります。十分な睡眠が取れたなら、早く目が覚めても不安に思う必要はありません。歳をとれば睡眠相は前進するもの、と覚えておきましょう。

中高年の方は眠れないときにはいったん布団から出てみましょう

中高年の人で不眠を訴える場合、布団に入って15分以上寝られなければ、一度布団から出なさいと指導しています。眠れないからといって、布団にしがみついてはいけないということです。一度布団から出ても、正常であれば再度、眠気をもよおしてきますから、そうなったら再び床についてください。

眠くないからといって、布団の中でスマホをいじっている人がよくいますが、前出のように、かえって脳を覚醒させてしまう可能性があります。

あくまでも布団は寝るためだけのものだと考え、本やスマホなどは持ち込まないようにすることが鉄則です。

若者い人は「寝る時間」を習慣づけましょう

若い人が眠れない場合は、まだまだ元気ですからいつまでも起きていて、ついに朝まで寝ていない、ということが起こってしまいがちです。ですから若い方に限って言えば、何時までに寝る、と、習慣づけを徹底してほしいと思います。またこのとき、同時に意識してほしいのが、「毎日同じ時間に起きる」ということです。休日だからといって寝坊をするのは体内時計を乱す要因にもなります。決まった時間に寝る習慣をつけるためには、起きる時間を一定にすることも、解決のカギの一つですので、そちらから実行してみるのもいいでしょう。

Q 〝お肌のゴールデンタイム〟である22時に寝るとよいのでしょうか？

A 「22時」という就寝時刻はあまり関係がありません。お肌のためには、眠ってから早い時間の深いノンレム睡眠が大切です。

かつてテレビなどメディアで「22時～深夜2時は、お肌のゴールデンタイム」と盛んに喧伝され、この時間は寝なければいけないとされた時期がありました。今でも都市伝説的に広がっているので、信じている人も多いのではないでしょうか。

実は、「22時～深夜2時」という時刻自体は、肌とは直接関係がないというのが最近の説となっています。

前述のように、確かに、睡眠時間の前半に現れる深いノンレム睡眠の間に成長ホルモンが多く分泌されます。このとき、すべての細胞のメンテナンスが入るため、若返りも期待できます。ただし、何時に寝るかという時刻は、あまり関係がないのです。

「22時から深夜2時は寝るべき」という説が流布した背景として、おそらく22時が当時の日本人の平均的な就寝時間だったことから、22時～深夜2時と言われていたのではないでしょうか。

ただし、成長ホルモンの分泌については、睡眠と密接に関わっていることは間違いありません。特に小児においては、身体の成長を促し、脳の機能を育てるなど、まさに「寝る子は育つ」につながるものです。成人においても大変重要で、肌の保水力の維持やアンチエイジングに関与しています。就寝してから早い時間深い眠りが訪れるよう直前のスマホやＰＣの使用は避けたいものです。

Q 眠れないときに、睡眠導入剤を飲むのはよくないでしょうか？

A 安易に頼ってしまうのはよくありません。前出のように鼻呼吸ができているかなどを確認し、さまざまな治療を試みたうえで、検討するのがよいでしょう。

「眠れないので、眠れるお薬を出してください」という患者さんは多いのですが、ご想像の通り、安易に睡眠導入剤に頼ってしまうのはよくありません。

私は基本的に睡眠導入剤や安定剤など睡眠に関する薬剤を安易に使用しないように心がけていますが、一般に内科などでは非ベンゾジアゼピン系と呼ばれる睡眠導入薬が処方されることが多いのではないかと思います。

非ベンゾジアゼピン系睡眠導入薬の特徴は、長期間服用した際の薬物依存に陥る割合が、それ以前の古い薬剤より少なくなっていることです。胃が荒れたりすることはあるかもしれませんが、かつて主流だったベンゾジアゼピン系のものに比べ安全性は高められています。

ただ、気をつけたいのは、長期服薬している人が、「もう眠れているから」と服用をいきなりぱったりとやめてしまうと、逆に不眠を起こしてしまうことがあるということです。これを「反跳性《はんちょうせい》不眠《ふみん》」といいます。

3章で述べたような快眠体質を求める方法などをいろいろ試してみて、それでもなお眠れない場合に薬を考えるという慎重な姿勢がいいでしょう。

睡眠に関する薬を使用することになった場合には、布団に入ってすぐに眠りに落ちてもいいように、服用したら時間をさほど開けず就床するのがいいでしょう。

服用してからテレビを見たり、読書したりといった日常的な行動をしていると、眠気が起こらないまま1時間、2時間もすると薬剤の効果が切れてしまいます。

飲んでから1時間程度で血中濃度が高くなるように作られている薬が多いので、そのときにしっかり入眠できるよう、布団に入っているというのが上手な使い方になります。

そして、薬は、本来漫然と使い続けるものではありません。いったん処方されると、その後は特に経過も聞かれずに、何年間も処方され続けるということもよくある話ですが、ぜひとも気をつけていただきたいものです。

不眠が、薬によって眠れるようになったということであれば、主治医と相談しながら徐々に薬を減量していき、最終的に薬がなくても自然に眠れるようにしていくのがよいでしょう。

具体的には、まずは量を半分にして、数週間〜1カ月くらいで問題がなければ、今度は四分の1に減らしてみて、それでも大丈夫であれば1日起きにしてみるなど、医師の指導のもと、慎重に進めてください。

また、漢方薬という選択肢もあります。不眠のときに使われるものとして、「柴胡《さいこ》加竜骨牡蛎湯《かりゅうこつぼれいとう》」は、気持ちを落ち着かせるような作用があるので、寝つきの悪い人などに使用することがあります。

Q 休日に〝寝溜め〟はできますか？

A 残念ながらできません。寝溜めをしている人の背景には、きっと睡眠負債が隠れていることでしょう。

休日などに、昼ごろまで寝ていたり、平日よりも長時間寝ていられたりするのは、平日に睡眠負債があるということの表れです。

1日の睡眠時間が平均7時間22分のグループを12時間、9日間寝かせた実験があります。彼らの睡眠時間は、最終的に1日8時間25分になったそうです。つまり、毎日1時間3分という睡眠負債が溜まっていることが考えられます。

実験の結果、さらに以下のようなことがわかりました。

①血糖値が抑制（コントロール）され、インスリン分泌が良くなり、ストレスホルモンであるコルチゾールの値が低下して正常な値になった

②自覚的眠気がなくても、潜在的な睡眠不足はホルモン動態に影響を与える

この結果をみても、毎日1時間といった睡眠負債が溜まっている状態では週末に寝溜めをしたくらいでは、睡眠負債は改善できないということがわかります。

また、毎日残業があり、寝るのが深夜1時で、朝は午前6時に起きるという人が、休日だからといって、朝8時に起きて平日のためにあと2時間寝ようとするのは、平日の睡眠と覚醒のリズムを崩してしまうのでかえってよくありません。

そもそも、疲れて寝不足でつらいから寝溜めして遅起きになるわけです。休日に取り返す、というよりも日ごろの生活で睡眠負債を溜めないよう心がけるのがよいでしょう。

睡眠負債があるかないかについては、第3章でご紹介した睡眠日誌をつけてみるとよいでしょう。

睡眠日誌をつけてみて、平日よりも休日のほうが2時間以上多く寝ているという状態になっていたら、睡眠負債があると疑ってみてください。

症例集

症例
1

ＣＰＡＰをしても口呼吸により無呼吸が治まらない！

70歳代　男性

重症の無呼吸にてほかの先生の管理下でＣＰＡＰ治療をしている高齢男性の患者さん。担当の医師から「ＣＰＡＰの使用頻度は十分なのに、どうしても無呼吸が残っていて治まらない。鼻に何か問題がないか診てほしい」という依頼をうけ、診察をさせていただきました。鼻の中に明らかな問題はなく、鼻からのどを内視鏡で確認しても何の問題もありませんでした。はて、なぜ無呼吸が残っているのだろうと不思議に思い、ふと思ったのが、どのようなタイプのマスクを使っているのか？　という点でした。聞いてみると、鼻から口まで全て覆うタイプのマスク（フルフェイスタイプ）のマスクを使っているとのことです。

通常、ＣＰＡＰは、「鼻マスク治療」と言われるように、鼻だけを覆うマスクを用いてＣＰＡＰを使用します。それに対し、「フルフェイスマスク」は前述の通り鼻と口の全てを覆う形となっているので、口呼吸でもＣＰＡＰを使うことが可能となってしまいます。そのため、口呼吸により舌根部が狭くなりＣＰＡＰを使用しているものの、無呼吸が改善されないのでは？　と疑ってみました。そこでフルフェイスマスクから鼻マスクに替えてＣＰＡＰを使ってみてくださいとお伝えしました。

鼻マスクに替えたところ、この方の無呼吸はきれいに改善し、解決へと導くことができました。やはり良質な睡眠には鼻呼吸が非常に重要で、CPAPを使用しても口呼吸を改善させないことには、睡眠時無呼吸はコントロールできないことを改めて感じたケースでした。

しかし、その後この患者さんは口呼吸が常態化していたためか鼻のみを覆うマスクに不安を抱かれたようで、フルフェイスマスクに戻してしまいました。すると、残念ながら、無呼吸は元の状態に戻ってしまいました。

長年習慣づいたものを変えるって難しいですね。

症例2

生活習慣を改善し、肥満を完全克服

30歳代　男性

他院で睡眠時無呼吸を診断され、治療にCPAPが導入されたものの、なかなか使用状況が良くならず、本人も使用困難を訴えていることから当院へ紹介された方です。

初診時、体重が135kgあり、身長170センチ、BMI※が46・7kg/㎡とかなりの大柄、超肥満体型でした。

来院時、CPAPの月平均使用率は33％、つまり3日に1回程度の使用状況で、平均使用時間は10分ととても短く、無呼吸の残存回数も1時間に60回ほどと、治療効果は全く得られていない状況でした。

なぜ使えないのかと聞くと、鼻が詰まっていてCPAPを装着すると鼻水が出たり咳が出たりするので使えないとのことでした。他院で喘息の診断も受けていましたが喫煙習慣があり、日々の生活も眠れないことから夜ふかしをする日々が続いていたそうです。寝つくのは毎日午前3時から4時ごろというような生活でした。

治療の途中で、本人からどうしても早く寝つけないので睡眠導入剤を処方してほしいという相談も受けましたが、これだけ無呼吸がひどく、CPAPも使えない状態で睡眠導入剤を用いると、より無呼吸を重症化させる恐れがあったため、使用しないことを勧めました。

生活について聞くと、1日中ほとんど同じ場所にいて活動量が非常に少なく、昼と夜のリズムもできていませんでした。喘息持ちであるにもかかわらず、ヘビースモーカーだったので咳も治りません。

部屋からあまり出ない生活で、タバコの煙で換気も悪く、鼻の状態はいつも悪い……こういったことが悪循環になっていたのではないでしょうか。

こうした生活から睡眠負債も溜め込んでおり、免疫力も下がり、風邪をひきやすくもなっていました。

診察時に鼻から内視鏡を挿入したときのこと。内視鏡の最中にこっくりこっくりと居眠りをし始める始末で、私も初めての経験で大変ビックリしました。きっと1日中ボーッとして意識がスッキリとクリアになったことがこれまでなかったのでしょう。

当院でまず行ったことは、1日10分でもいいから毎日CPAPをつけるようにするということです。現状では3日に1回程度しか使っていませんから、治療効果がどうこういう以前の問題です。

あわせて禁煙もしてもらいました。そして、全く動かない生活が続いていましたので、家の周りを1周からでもいいので散歩を始めましょうと指導しました。

夜ふかしもやめ、昼、夜のメリハリをつけてもらうようにしました。深夜にドラマをよく見ていたそうですが、録画して日中に見るように勧め、就寝時間は零時までにしてもらうよう心がけてもらいました。

また、終夜睡眠ポリグラフ検査を行うと、なんと検査開始前の座った状態にて血液中の酸素の濃さ（動脈血酸素飽和度）が81～84％と低値を示しました。普通身体を起こしている状態では96％以上が正常で、就寝中は横になっていても90％以上保たれていないと、全身の臓器に十分な酸素が供給されません。新型コロナウィルスの重症度分類では中等度Ⅱが93％以下とされていますから、それを大きく下回る悪さです。

太りすぎているため肺が膨らまず、血中の酸素飽和度が上がりきらないのです。さらに横になると横隔膜の影響により、もっと肺は膨らみづらくなってしまいます。よって横になり2分も経つと79％にまで下がってしまう状態でした。

通常であればとてもありえない数字です。しかしこの方は低酸素状態に慣れてしまっていて、生活を維持できています。しかしそれがボーッとなってしまう一因だと考えられます。

ポリグラフ検査の際、現状の確認とＣＰＡＰの効果を急いで確認する必要があったことから、ポリグラフ検査の前半は普通に寝ていただき無呼吸の診断を、後半はＣＰＡＰを装着した状態でどんな設定が無呼吸をコントロールするのに適しているかを確認しました。

この結果、無呼吸は1時間に２０５・３回。つまり1分間に3回以上無呼吸があり、ほとんど止まりっぱなしです。動脈血酸素飽和度が最も下がったところで58％。もはや仮死状態です。しかし、ここまでひどい無呼吸がＣＰＡＰを装着すると1時間に8・3回まで減りました。ですがその状態になるにはＣＰＡＰの圧力を一番強くしなければなりません。つまり、最も強い圧力にしても無呼吸はもう一息残ってしまうのでした。また、それ以上に気になったのは、ＣＰＡＰを装着しても酸素飽和度は57～80％と十分な値まで戻らなかったということでした。

この状態から難病指定の病「肥満低換気症候群」という病気を想定しました。二酸化炭素が常に溜まっている状態で、突然死の可能性もあります。この方の生命の危険を感じましたので、ご家族をお呼びし、肥満低換気症候群ではないか大学病院で調べてもらいませんか？　とお伝えしましたが、いろいろご事情があったようでこれについては聞き入れていただけませんでした。ご家族には就寝中に万が一のことがあるかもしれません、と危険性を知っていただくため、そのことはお伝えしました。

それほどひどい状態ではありましたが、ここからミラクルが起こり始めます。この方は私との約束を少しずつちゃんと守ってくれました。タバコはきっぱり止めましたし、散歩も家の周りを1周から始め、だんだん慣れてきて意欲が出たのか、少しずつ距離を延ばしていきました。

一年ほど経ったころでしょうか、当初は杖をついて通院していたのですが、杖を使わずに歩けるようになりました。

午前30分、午後30分ずつと散歩の時間や距離を増やしながら継続的にできるようになりました。治療の途中に、糖尿病の診断がついたことで食事療法も並行して行っていました。

続けるうちに、さらに体重が減り始めました。ある時から毎月5キロ近く体重が減少するようになったので聞いたところ、ジムに通い始めて、最近では毎日10キロ走っているとのことでした。散歩で股関節が痛くなったと言っていた人がここまで変われるのかと、正直驚きました。

徐々に自信と自覚が生まれ、ＣＰＡＰも毎日使うようになり、停止していた運転免許も再取得することができて、現在ではお仕事もされています。そんな彼の今の体重は72・5㎏、ＢＭＩは25・

１kg／㎡です。

人ってここまで変われるんだ！　ということを実証してくれた素晴らしい方です。

※ＢＭＩ（Body Mass Index）　身長と体重から算出される肥満度を表す指数。日本肥満学会の判定規準では、18・５～25未満（正常値）、25～30未満（肥満１度）、30～35未満（肥満２度）、35～40未満（肥満３度）、40以上（肥満４度）としている

症例３

頭の中がクリアになり副業を始めるまでに回復

20歳代後半　男性

症例2の方よりもさらに肥満が進んでいる方で、１６０センチ、１３５・５kg、ＢＭＩ52・９kg／㎡という状態でした。眠気と物忘れがひどく、職場での勤務に支障をきたしているということで、上司に付き添われて来院されました。

「寝ているぞ」と指摘されても、本人は「寝ていません」と答えるのだそうです。きっと本人には寝ている自覚そのものが本当になかったのかもしれません。緊張する場面でも眠ってしまうことがあ

り、運転中に事故を起こしたこともあったそうです。

睡眠の状況を確認したところ、睡眠時間は平日で午前1時から7時、休日は午前3時から10時でした。平日6時間睡眠ですが、肥満で無呼吸もひどいため、睡眠の質は相当悪いのでしょう。併せて、休みの日はかなり遅寝となっていることで、体内時計も乱しており、なおかつ平日より2時間以上長く寝ていることから、睡眠負債もあったことが想像されます。

そして職場では毎日眠そうにしているのですが、夜は逆に眠くならないと訴えていました。その理由は、寝る直前までパソコンや携帯を操作していることでメラトニンの分泌が抑えられてしまっていることが原因と思われます。

この方のポリグラフ検査の結果、無呼吸は1時間に76回程度ありました。仰向けだけを見ると121回と一気にひどくなります。動脈血酸素飽和度も一番低いところで70%。身体を横たえて寝るという体勢そのものが苦しいのでしょう。本能的にベッドの背もたれにもたれかかり上半身を浮かせて起こすような恰好で寝ていました。

このような眠りの状態が毎日あるわけですから、積極的に何かをする気持ちになれないのでしょう。面倒くさがってCPAPをなかなかつけてくれませんでした。しかし、上司の話によると、元気で、「おはようございます」と挨拶した前夜はCPAPをつけて寝た日、朝礼のときからもう寝ている日は装着していなかった日だろうとはっきりわかるくらい差がある、ということでした。

CPAPの使用率は39・3%と、治療開始からなかなか上がってきませんでした。もともと眠りの量も質も足りない状況ですから、頭の中に老廃物が溜まった状態で、昼間に活動しろと言われても、脳が働かない状況、つまり認知機能が低下した状態だったのだろうと思われます。

そこで根気強くCPAPの装着をすすめていきました。そのまま寝てしまってもいいように、CPAPを装着してスマホやテレビを見るように話しました（本来はダメですよ！）。朝起きたら外したCPAPのマスクを枕の上に置き、次の晩、寝るときはマスクを手にしなければ横になれない状況を作ることで装着習慣を促したり、装着し忘れた場合でも、途中起きたときから短時間でもCPAPを装着してもらうようにしました。

やがて、CPAPの使用率は100％を達成できるようになってきました。睡眠の質が上がると、「ああ、そうか。CPAPを使ってよく寝られるようになると、昼間こんなに楽なんだ」と眠気が改善し頭がクリアになる、ということが自覚できたのだと思います。

同時に、このころから体重が減り始めました。聞くと、ボクササイズを始めたそうです。当時糖尿病があってインスリン注射を打っていたのですが、ボクササイズを始めたらインスリン注射がいらなくなったと喜んでいました。

会社で眠くなることもなくなり、仕事で叱られることもなくなって後輩の指導をする立場になったそうです。

その後、CPAPは毎晩使用しているものの、また夜ふかし傾向になってきました。頭がクリアになってきたことで仕事のおもしろさを実感し、副業を始めたとのことでした。夜遅く打ち合わせをすることがあるそうです。私はもっと早く眠れないかとアドバイスをすると、「すべての会議に出る必要がないので、参加しなければならないものだけにしてみます」と前向きな回答が即座に出てくるようになりました。そして、すぐにちゃんと対応してくれます。CPAPによる眠りの改善で、一人の人生がこんなにも変わったことに、驚きを禁じえませんでした。

症例4 重症無呼吸が改善し、人当たりも穏やかに

56歳　女性

10代前半からほぼ毎日、大きないびきをかいて、家族から指摘されていましたが、40代半ばごろから睡眠時無呼吸症候群ではないかと疑われていました。

本人はさほど眠気を自覚していなかったのですが、家族からは「真剣な話の最中でも寝てしまう」「食事中でも寝てしまう」と指摘されていて、それに対して「寝ていない」と腹を立てて怒りだすこともたびたびあり、心配した娘さんに連れられて来院されました。

ポリグラフ検査をしたところ、眠りの前半に認めるべき深いノンレム睡眠が欠如していました。

また、レム睡眠も一晩に2回しか確認できず、睡眠のリズムがくずれていました。血液中の酸素飽和度は80％を切ってくる状態が一晩中くり返されていました（正常：96％以上）。これでは寝ているあいだ中、水中で溺れているような状態です。そのため無呼吸が解除されるたびに脳波を見ると眠りが分断され、夜通し睡眠と覚醒を繰り返している、つまり寝続けられない状態だったのです。

無呼吸が1時間に82・6回、動脈血酸素飽和度の最も低い値が60％。重症の睡眠時無呼吸症候群とわかり、ＣＰＡＰ治療を開始しました。

ＣＰＡＰを装着して再度同じ検査をしてみると、ノンレム睡眠とレム睡眠の睡眠周期が規則正しく出現するようになり、眠りのリズムが改善しました。

このことによって、深い睡眠も出現するようになりました。無呼吸が解消され、睡眠のリズムが整ったことで血中の酸素濃度も90％台をキープできるようになりました。結果、食事中に寝てしまうこともなくなり、家族にいら立ちをぶつけることもなくなったそうです。

いまでもＣＰＡＰを続けていますが、すっかり穏やかになられた印象です。

症例5

妹の夜ふかしで睡眠相後退

18歳　高校生女子

長らく寝つきが悪いことで悩んでいました。いったん寝てしまうと途中で目覚めることはないのですが、午後10時に床についてから、午前3時ごろまで寝つけない、時には明け方まで眠れないということでした。学校に行くために午前7時には起床する必要があったのですが、どうしても起きられず、起きられたとしても頭痛がすることがあって学校を欠席しがちでした。休日は午後2、3時ごろに起床し、午後10時に就寝してもやはり寝つけないという状況です。

背景を探ってみたところ、同室の妹が夜ふかしで、夜中じゅう煌々《こうこう》と部屋の明かりをつけていることがわかりました。妹が特に感じる症状はありませんでしたが、姉の方が影響を受けてしまっていたのです。

睡眠日誌をつけてもらったところ、午前7時に起きなければならないにもかかわらず、実際にはその時間に起きられないという日がたくさんありました。ときには午後8時に布団に入って寝ようと努力してみても、どうにもならない日が何日もありました（Ｐ１４３の図）。

ポリグラフ検査もしてみましたが、無呼吸はほとんどありませんでした。

光はメラトニン分泌の大敵です。まず部屋を暗くして寝てみることを提案し、妹にも協力をお願いしてもらいました。

しかし、妹の生活を変えることは難しかったため、仕方なく本人にはアイマスクをして目の前を真っ暗にした状態で寝てもらうことにしました。

その結果、睡眠の状態がかなり良くなってきました。布団に入って眠りにつくまで、まだ1時間程度の時間はかかっているものの、それでも午後11時ぐらいには安定して眠れるようになり、午前6時ごろに起床できる日も増えてきたのです。寝る―起きるの睡眠と覚醒のリズムが整ってきたことで、学校へ行けるようになったことを喜んでいました。

よく眠れるようになって、高校を無事に卒業でき、専門学校に進まれたそうです。

症例6

スマホ依存で眠れない

16歳　高校生男子

いつも眠く、授業中に居眠りをして怒られていました。朝からすっきりせず、夜は寝つけない日が続いたそうです。

本人は「1日中眠いのに、夜に限って眠れない」と訴えていました。いつからかと聞くと、中学3年で受験勉強を始めたころから夜ふかしになり、そのころから眠れなくなったそうで、寝つくまでに1時間ほどかかるそうです。午前7時には起きられるものの、当時コロナ禍による休校や分散登校で、起床時間にはばらつきがありました。

睡眠日誌を付けてもらったところ、午後8時から寝るまでずっとスマホを見ていることがわかりました。

対策として、毎日午前6時に起床するよう徹底してもらいました。そして、15分以内の昼寝を横にならずに取れる範囲で取ってもらうこと、就寝の2時間前にはスマホを見るのはやめ、その後は寝る90分前の入浴や、お風呂の後は読書に費やすようにして、午後10時には就寝するように指導しました。

最初は彼もつらかったそうですが、徐々に慣れてきたようです。そして夕方に眠気は残ったものの、他の時間帯は気にならなくなったそうです。また、寝つくまでに今まで1時間程度かかっていたのが、スマホをやめたことで床に入って20分で眠れるようになり、午後10時には眠れるようになりました。

1カ月後には眠気のつくところがほとんどなくなっていて、1カ月で通院が終わりました。

成功要因は、睡眠改善を素直に励行してくれたことに尽きると思っています。

症例7

「早く目が覚めてしまう……」睡眠相の前進

60代後半　女性

もともとCPAP治療で当院に通院されていた方で、CPAPの使用状況も良好でした。

ある日の診察の際、「何か問題に感じるところはないですか?」と尋ねたところ、「夜中に目が覚めてしまいます。その後がうつらうつらでよく眠れません」ということでした。尋ねると、午後9時に寝て、午前3時に目が覚めるとのことでした。ご本人としては朝6時まで寝ていたいとのこと。

そこで私は「あなたぐらいの年齢で、睡眠時間6時間というのは、ちょっと短めに感じるかもしれないけれども、ほぼ正常な範囲です」とお伝えしました。

同時に「その睡眠時間で昼間の活動に何か問題がありますか?」と尋ねてみたところ「何も問題ありません」という答えでした。

私は「考えてみてください。午後9時から午前6時まで寝たとしたら9時間も寝ることになります。小中学生に近いですよ」と言うと、この方は安心して、笑っていらっしゃいました。

午前3時に目覚めても気にせずに、明け方の時間を何か有効に使うことを考えてもらうか、就寝時間を遅くして起床時間を6時に近づけてもらうようお伝えしました。

こういうケースで、気軽に睡眠薬を処方されてしまうことがあり得ます。その結果、無呼吸の悪化やふらつき、転倒による骨折などにつながりかねません。他院への通院もあるその方に、私はくれぐれもそういうことのないようにとだけ伝えました。

症例 8

ＣＰＡＰは続けなければ効果は出ない

30代　男性

ＣＰＡＰ治療を開始しても、意欲的に取り組んでもらえず、なかなか症状が改善できない人が時折います。

この方は長くＣＰＡＰの治療を続けています。使用した翌朝の効果は十分実感してもらえていましたが、始めて2年たっても使用率が伸びず、ずっと2割から4割程度で推移していました。ＣＰＡＰの使用が難しいようでしたらいったん中断しますか？と、こちらから助言したほどです。本人に事情を聞くと、入浴のタイミングや洗濯物を晩のうちに干さなければならないなど、家族の協力がなかなか得られないことを話し始め、できない理由をいろいろと並べます。

本人だけの努力ではこれ以上どうにもできないと思い、妻にも一緒に来院してもらい、夫がCPAPを使っていないことについて、どう思っているのかと聞いてみると、実は彼女のほうも使用状況が悪いことについて気にしており、夫には都度厳しく言ってきたとのことでした。

その方はスマホを持ったまま、布団であろうがリビングのソファーであろうがどこでも寝ているとのことでした。ゲーム依存の兆候があったのです。

自分の生活を改められず、できない理由を家族のせいにしているご主人に対し、私は「このまま続けていても、あなたの時間とお金が無駄になってしまうので、CPAPをいったん止めてみるか。ゲームを止める、もしくは22時までには終了し生活を改善したうえでCPAP治療を続けるか。あるいはこのまま中途半端な状態を継続するか。じっくり考えてこの3つのどれかを選んでください」と迫りました。

翌月の受診時、使用状況は80％台にまで増えていました。方針を伺うと、ゲームを止める時間を決めたら寝る時間を増やすことができたとのことです。完全に止めたわけではないので、いつまた元の状態に戻ってしまうかもわかりません。このあたりに注意しながら良い使用状況が継続できるよう、睡眠衛生指導を続けていこうと思います。ちなみに妻に来院していただいた際、夫の不十分な治療を何とかしたいという思いが私と一致していたので、毎月使用状況のデータをお渡しし、家で奥さんにも見てもらうことで、二重のチェック体制を敷くこととしました。夫には少々肩身が狭いかもしれませんが、ゲームやSNSなどデジタル社会は、依存傾向による夜ふかしをうながす一面があり、一人では対処が難しい怖さがあることを感じました。ちなみにその後、この方は高い使用率を継続してくれています。

症例9

朝起きられない！　スマホ依存が及ぼす睡眠への影響

14歳　中学生

朝起きられず、毎日のように学校に遅刻してしまう、とのことで受診されました。布団に入るのは零時前ですが、その後ずっとスマホを見ているようで、結局寝るのは午前2時ごろになるとのことでした。

そこで、スマホを午後10時にはやめてご両親に渡すように指導すると、「はい、わかりました」と素直に即答してくれました。実行してもらえれば多少なりとも変化が起こってくるものです。ところが、その後も一向に朝起きられず、遅刻が直らない状態が続きました。ちなみに無呼吸がないか確認しましたが、スクリーニング検査では問題ありませんでした。

しかし、これにはトリックがありました。午後10時にご両親にスマホを預けることはしていたのですが、実は彼、ご両親が寝静まったのを見計らって、こっそりスマホを取りに行っていたのです。これを知って、お父様は激怒され、まずはスマホ依存の対処から始めるとのことで当院への通院はいったん終了となりました。

スマホ依存の結果、睡眠負債が蓄積される日々を過ごしていたことが、朝起きられない原因でした。学校においてもGIGAスクール構想が進められ、すべての人々はデジタル社会を避けて通ることができない世の中となっています。ブルーライトによりメラトニンの分泌が抑えられてしまうだけでなく、次を見たい！　知りたい！　という欲求が生じ、欲求をクリアすることにより、脳内にドーパミンが放出され、さらに止められない状態をつくり、交感神経が高まり、どんどん眠りづらくなってしまいます。

昨今、このようなデジタル媒体による夜ふかしは、若年者のみならず高齢者にも散見されるようになってきました。デジタルデトックスという言葉もすでに存在しているようですが、皆さん一人ひとりの健全な眠りのためには、デジタル対策が必要となっているのかもしれません。

症例 10

仕事で重度の睡眠負債を抱えてしまった

30歳代　男性

重度の睡眠負債で仕事中倒れることに……その理由とは⁉

日中から眠気があり、仕事中、居眠りをしてしまうことが多く、営業先に行っても寝てしまうような状況でした。ついに会社から病院に行くようにいわれて受診。痩せ型で、肥満は全くなく、ＢＭＩは16・２㎏／㎡とやせ型体型。10年前にはバイクに乗っている間にもウトウトしてしまい、転倒事故を起こしたため、免許は返上したそうです。とにかく一日中眠く、歩きながらでも、シャワーを浴びながらでも寝てしまうということでした。ここまで伺っただけでも病的な眠気を疑いました。

ポリグラフ検査をしてみたところ、無呼吸はなく、睡眠サイクルも正常でした。ちなみにこの検査は、脳波や呼吸のセンサーなど体中のあちこちにコード類をくっつけて行う検査なので、普段よりよく寝れなかった！　と言われることが多い検査です。しかしこの方は検査中、12時間も寝ていました。

また、翌日には反復睡眠潜時検査（ＭＳＬＴ）という、日中に部屋を真っ暗にして寝るまでに何分かかるかを、2時間おきに4回から5回行う検査をしました。

これは、「ナルコレプシー」という、時やところをかまわず寝てしまう病気を疑い、行なったものです。通常、ノンレム睡眠の後にレム睡眠が出現するところが、ナルコレプシーの場合は、寝てすぐにレム睡眠が出ます。しかしこの方の場合、そういう形にはなりませんでした。

ただし、眠りにつくまで何分かかるかを見ると、平均で3・5分でした。標準的には人は寝つくまでに8分以上を要するので明らかに短い状態でしたが、ナルコレプシーのような「過眠症」という病気の診断には至りませんでした。

この方はいつも午前4時くらいに寝て、午前9時くらいに起きていました。睡眠時間が5～6時間ですから、睡眠負債が蓄積しているのと、睡眠相が後退していました。

その理由を聞いてみると、生活がだらけている、怠けているということが理由ではありませんでした。勤めていた会社が、ややブラックな傾向にあり、深夜零時近くまで営業の残務整理をし、家に帰ってから営業トークの練習を何時間もやるよう指示されていたのです。この方はとても真面目な人で、それをかたくなに守ってやっていました。だからこういう生活パターンにならざるを得なかったのです。

まずは睡眠負債の解消のため、平日の睡眠を増やしてもらうよう依頼しました。半年後には平均7時間程度に増やすことができました。しかし、ある日、なんと2日半、ほとんど眠った状態が睡眠日誌に記されていました。

どういうことかとお聞きすると、じつはこの日、仕事中に営業先で倒れて救急車で運ばれたのだそうです。そのまま2日以上食事の時以外は眠り込んでしまいました。全身を調べてみても特に悪いところもなかったため、医師は「過労」という診断をしたそうです。

さすがに本人もまずいと思い、その後睡眠時間を9時間に増やしてくれました。その結果、居眠りや眠気がかなり減ってきたということでした。

ただし、9時間睡眠を続けても眠気が多少残ることから、もしかすると、この方は1日10時間以上寝ないと身体が持たない長時間睡眠者（ロングスリーパー）だったのかもしれません。睡眠の状態が改善することで、社会生活で困らないところまで状態は改善されました。

まじめも時には、あだとなることがあるんですね！

おわりに

健全な社会生活を過ごすためには、十分な睡眠が必要である——。これが本書でお伝えしたい、根幹の部分になります。そして、耳鼻科医である私が睡眠に関わる中で常に意識し大切にしていること、それが「鼻呼吸」です。

残念ながら、徹夜や残業など寝不足が美徳とされがちな日本人は、ＯＥＣＤ加盟国の中で最も睡眠時間が短いのが実情です。睡眠は「量」と「質」の両方をもって「いい睡眠」が得られます。その質の部分に鼻呼吸はとても重要で、実は、発育や発達、学習、作業効率など、昼夜を問わず思いもかけないことにまで大きく関わっています。本書を通じて、小さなお子さんをお持ちのお父さん、お母さんをはじめ、児童や学生、日々忙しい社会人や管理者、そして高齢者にいたるまで、全ての方々が睡眠に興味や関心を持っていただき、何かしら行動に移されるきっかけとなってくれたらうれしい限りです。

私が睡眠の世界に足を踏み入れるきっかけとなったのは、医師になって5年目、大学院を終え北海道の病院へ出向中のことでした。学会で名古屋に行った際に教授と機械展示を見て回っていたとき、「高島、最近はレーザーでいびきを治すらしいぞ」と、教授が何気なく発せられた一言にハッとさせられたのです。それから、いびき治療から始まり、無呼吸の外科治療について、適応や術式を中心に研究を行っていきました。しかし、睡眠というのは治療のみならず、生活全般を通してトータルケアを必要とする領域であることを感じるようになり、自分のやりたい睡眠医療を追い求め、開業にいたりました。しかし、睡眠に関連する疾患自体も多岐にわたり、とても耳鼻科単体では全てを網羅することなどできないことを開業後、さらに実感するようになりました。

そんなジレンマの最中に出会ったのが、医療経営大学でした。開業医を中心に経営者として先人たちの教えから学ぶ場であるこのコミュニティーで大きく影響を受けたのは、「自力・他力・釈迦力」という考えでした。家庭や学校、会社など社会環境と、そこに関わる方々とも連携をとって生活改善を要したり、すでに発症している疾患が無呼吸によりさらに悪くならないために、他科の先生たちとも情報共有を必要としたりすることがよくあります。しかし、私には頭では分かっていながら自分でなんとかしようとする悪いクセがありました。「他力」や「釈迦力」を借りる、もしくは目指すことは、多くの人にとってより有益なことであり、他者の力を借りることは決して恥ずかしいことではないことを、今さらながら理解するようになりました。

この学びの合宿において、あるドクターが本を出版することを知り、そこにいたる思いや考えを聞いて、「私も本を書こう！」と決意し、出版元であるクロスメディアパブリッシングの方を紹介してもらったのが、ちょうど1年前のことでした。その数年前、私の睡眠に対する考えや思いをもっと広く伝えるためには書籍を出してみてはどうか、と当時クリニックに関わっていただいていた大手コンサルティングの担当者が勧めてくれたことがありました。その言葉と、実際に本を出したドクターのお話とが心の中で響き合い、本能的に行動に移すこととなりました。

睡眠医療に携わり、20年を超えました。私が睡眠医療に踏み込むきっかけを与えてくださった現関西医科大学学長の友田幸一先生には、感謝の念に堪えません。また、大学や学校での定期的な講義や講話の機会をいただいている母校金沢医科大学耳鼻咽喉科学教室の三輪高喜教授、また宇都宮市立姿川中学校の江田みどり教諭に感謝申し上げます。これらは私自身の頭の整理や知見に大きく関わっています。

今回の本書執筆は、私にとって大きなパラダイムシフトとなりました。執筆を勧めてくださった船井総合研究所の井上駿氏に感謝申し上げます。そして行動の一歩を踏み出すきっかけとなった志の高い医療経営者の集まりである、医療経営大学の仲間との出会いに感謝いたします。

最後に、私の理念に共感し、クリニックの成長に尽力し、共に汗を流してくれている臨床検査技師や事務員、看護師の全てのスタッフ、また私を支えてくれる妻や娘たち、副院長と位置付けている愛犬にも感謝の限りです。今後も、世のため、人のため、眠りに悩む全ての人々を喜ばせることができるよう、尽力していきたいと思います。

２０２１年師走　　高島雅之

【著者略歴】
高島雅之（たかしま・まさゆき）
たかしま耳鼻咽喉科 院長
1994年金沢医科大学医学部卒業、1998年同大学大学院修了。同大学講師を経て、2007年幸仁会耳鼻咽喉科たかしまクリニック開院（2015年、たかしま耳鼻咽喉科に名称変更）。日本耳鼻咽喉科学会専門医、日本睡眠学会専門医、日本禁煙学会認定指導医。
「健康を維持するためには質の良い眠りが必要」との信念のもと、睡眠時無呼吸や睡眠負債など「睡眠医療」に力を入れている。同院併設の「宇都宮スリープセンター」は、日本睡眠学会認定施設（睡眠障害の医療A認定）で、約700人がCPAP（鼻マスク）治療を受けている。診察の傍ら、「鼻と睡眠」や「睡眠改善」について講演やセミナーを積極的に行う。テレビ番組の医療監修のほか、メディアへの出演多数。

専門医《せんもんい》が教《おし》える鼻《はな》と睡眠《すいみん》の深《ふか》い関係《かんけい》
鼻《はな》スッキリで夜《よる》ぐっすり

2021年12月11日　初版発行

発行　**株式会社クロスメディア・パブリッシング**
発行者　小早川 幸一郎
〒151-0051　東京都渋谷区千駄ヶ谷4-20-3 東栄神宮外苑ビル
https://www.cm-publishing.co.jp
■本の内容に関するお問い合わせ先 …………………… TEL (03)5413-3140／FAX (03)5413-3141

発売　**株式会社インプレス**
〒101-0051　東京都千代田区神田神保町一丁目105番地
■乱丁本・落丁本などのお問い合わせ先 ……………… TEL (03)6837-5016／FAX (03)6837-5023
service@impress.co.jp
（受付時間　10:00～12:00、13:00～17:00　土日・祝日を除く）
※古書店で購入されたものについてはお取り替えできません
■書店／販売店のご注文窓口
株式会社インプレス　受注センター ……………………… TEL (048)449-8040／FAX (048)449-8041
株式会社インプレス　出版営業部 ……………………………………………… TEL (03)6837-4635

カバーデザイン　城匡史
本文デザイン・DTP　荒好見
印刷・製本　株式会社シナノ
カバーイラスト　iStock
図版　三重野愛梨
ISBN 978-4-295-40630-3 C0047